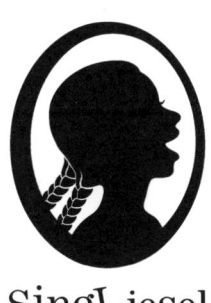

SingLiesel

Eigener Herd ist Goldes Wert

Die schönsten Sprichwort-Geschichten
rund um Haus und Hof

von Linus Paul

Autor:
Linus Paul

Illustrationen:
Nikolai Renger

Experten-Beirat:
Dr. phil. Marion Bär, Diplom-Gerontologin
Dr. med. Franziska Gaese, Fachärztin für Psychiatrie und Psychotherapie
Irmgard Hauser, Pflegedienstleiterin
Christine Indlekofer, Gerontopsychiatrische Fachkraft
Dr. med. Miriam Tönnis, Fachärztin für Neurologie
Barbara Weinzierl, Diplom-Musiktherapeutin
Dr. Dieter Czeschlik, verlegerischer und wissenschaftlicher Berater

Verlegerische Gesamtleitung:
Christian Jungermann

Herausgeber:
SingLiesel Verlag

Printed in China

ISBN 978-3-944360-32-4

© 2014 SingLiesel GmbH, Karlsruhe
www.singliesel.de

Kölnisch Wasser

Die meisten Paare lernen sich beim Tanzen kennen. In der Tanzschule oder später beim Tanztee. Nicht so Hedwig und der Schneidergeselle Franz.

Franz war schon immer ein wenig ungeschickt. Seinen Meister brachte er damit oft zur Verzweiflung. Immer wieder passierte es, dass Hosenbeine nach dem Kürzen auf einmal unterschiedlich lang waren, Hosen nach dem Ändern mal zwickten oder zu weit waren und nur mit Hosenträgern Schlimmeres hätte verhindert werden können. Wenn wieder mal ein derartiges Malheur passierte, erhielt Franz den Auftrag, Ware auszuliefern. Doch auch das ging manches Mal schief. Zu Weihnachten legte der Meister jedem Paket eine kleine Flasche Weinbrand bei, wenn die Lieferung an einen Herrn ging. Bei einer Dame fand sich neben dem geänderten Kleid ein kleines Fläschchen Kölnisch Wasser.

Auch Hedwigs Mutter, die auf einen geänderten Rock wartete, erhielt ein solches Päckchen. Nur dass Franz nicht das Kölnisch Wasser beigelegt hatte, sondern eine Flasche Weinbrand. Doch das war noch das kleinere Missgeschick. Franz machte sich daran, das Kleid samt Geschenk auszuliefern. Auf dem Fahrrad ging noch alles gut. Auch als er auf der Treppe zur Wohnung von Hedwigs Eltern stolperte, passierte zum Glück nichts. Das Malheur nahm erst an der Wohnungstür seinen Lauf. Franz lehnte sich außer Atem an die Tür und –

die Tür gab nach. Franz samt Päckchen stolperte in die Wohnung und fiel der Länge nach hin. Die Flasche Weinbrand zerbrach, ebenso wie die Vase im Flur. Wie ein Käfer lag Franz auf dem Rücken! Und blickte in Hedwigs Augen, die fröhlich lachte. Als beide wenige Monate später heirateten, zwinkerte sein Meister und sagte:

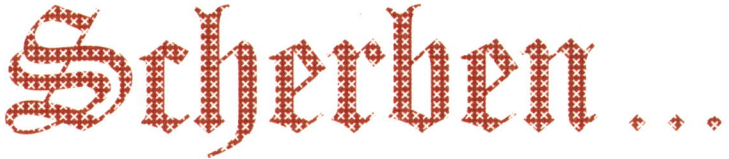

Scherben bringen Glück.

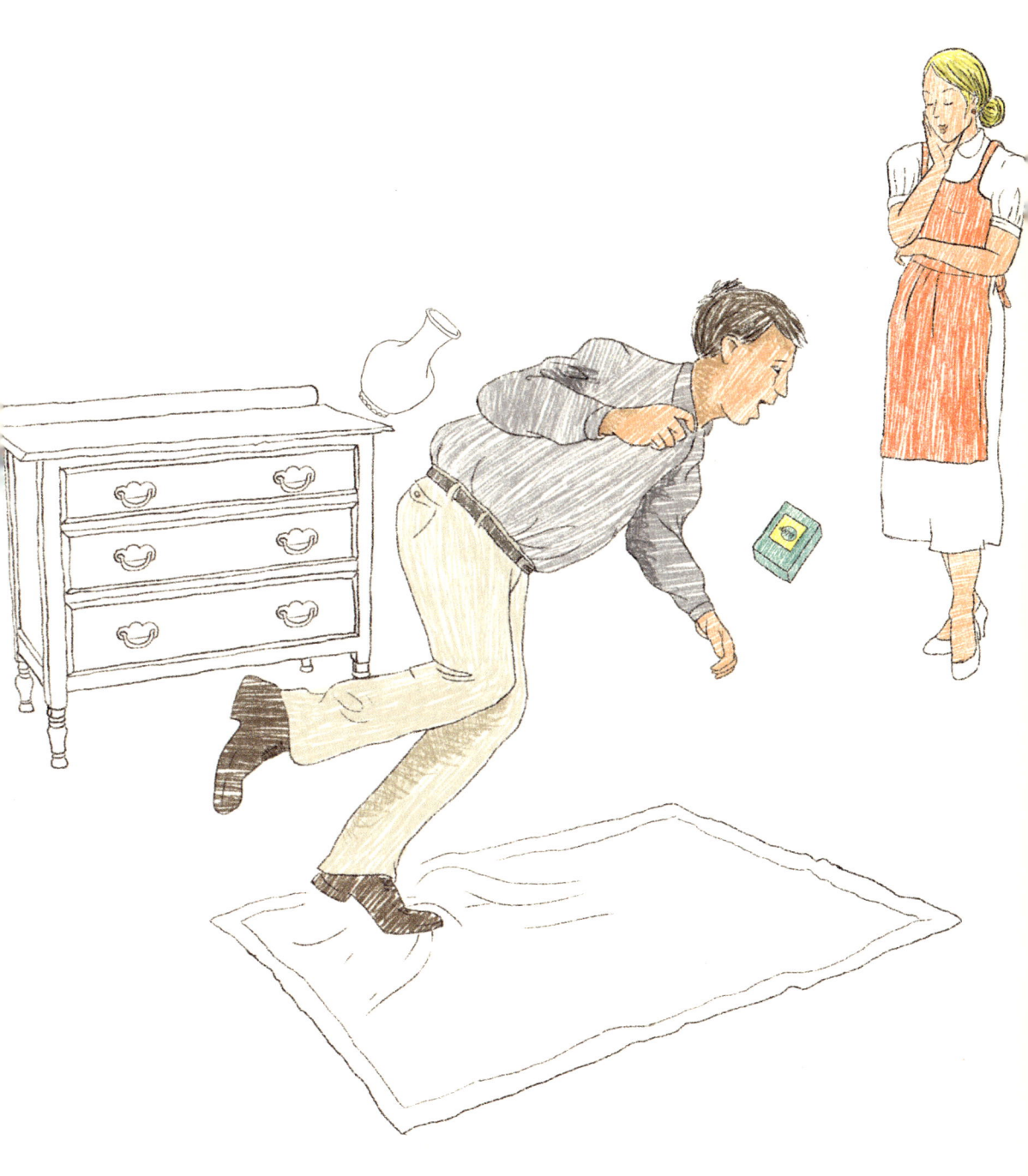

Der Topfgucker

Franz und Hedwig hatten sehr früh geheiratet. Nicht zuletzt, weil Hedwig mit Max schwanger war. Ein Glück war für die beiden, dass sie zunächst ins Haus von Hedwigs Eltern ziehen konnten.

Franz als frischgebackener Schneidergeselle verdiente nämlich erst einmal nur wenig Geld. Jeder Pfennig, den Franz heimbrachte, wurde zweimal umgedreht.

Zu essen gab es oft Dampfnudeln. Das war Franz' Leibgericht und Dampfnudeln kosteten nicht viel. Allerdings wurden die Dampfnudeln nicht immer rund und luftig, sondern klein und fest wie Gummibälle, weil Franz heimlich und ungeduldig in den Topf schaute und so der Dampf entwich. „Dampfnudeln sind kein Gericht für neugierige Topfgucker!", rief Hedwigs Mutter dann gerne aus, denn Hedwigs Vater hatte sich von seinem Schwiegersohn im Topfgucken anstecken lassen. Energisch scheuchte Hedwigs Mutter die Männer aus der Küche.

Nach zwei Jahren hatten Franz und Hedwig genug gespart, um endlich in eine eigene und sehr kleine Mansarden-Wohnung zu ziehen. Zum Einzug schenkte ihnen Hedwigs Mutter ein Spruchbild, das noch heute in ihrer Küche hängt und das sie an die lange Zeit des Wartens auf die eigene Wohnung erinnert:

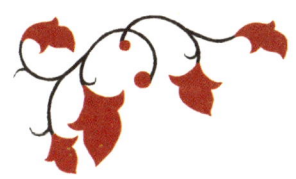

Eigener Herd ...

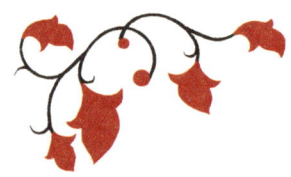

Eigener Herd ist Goldes wert.

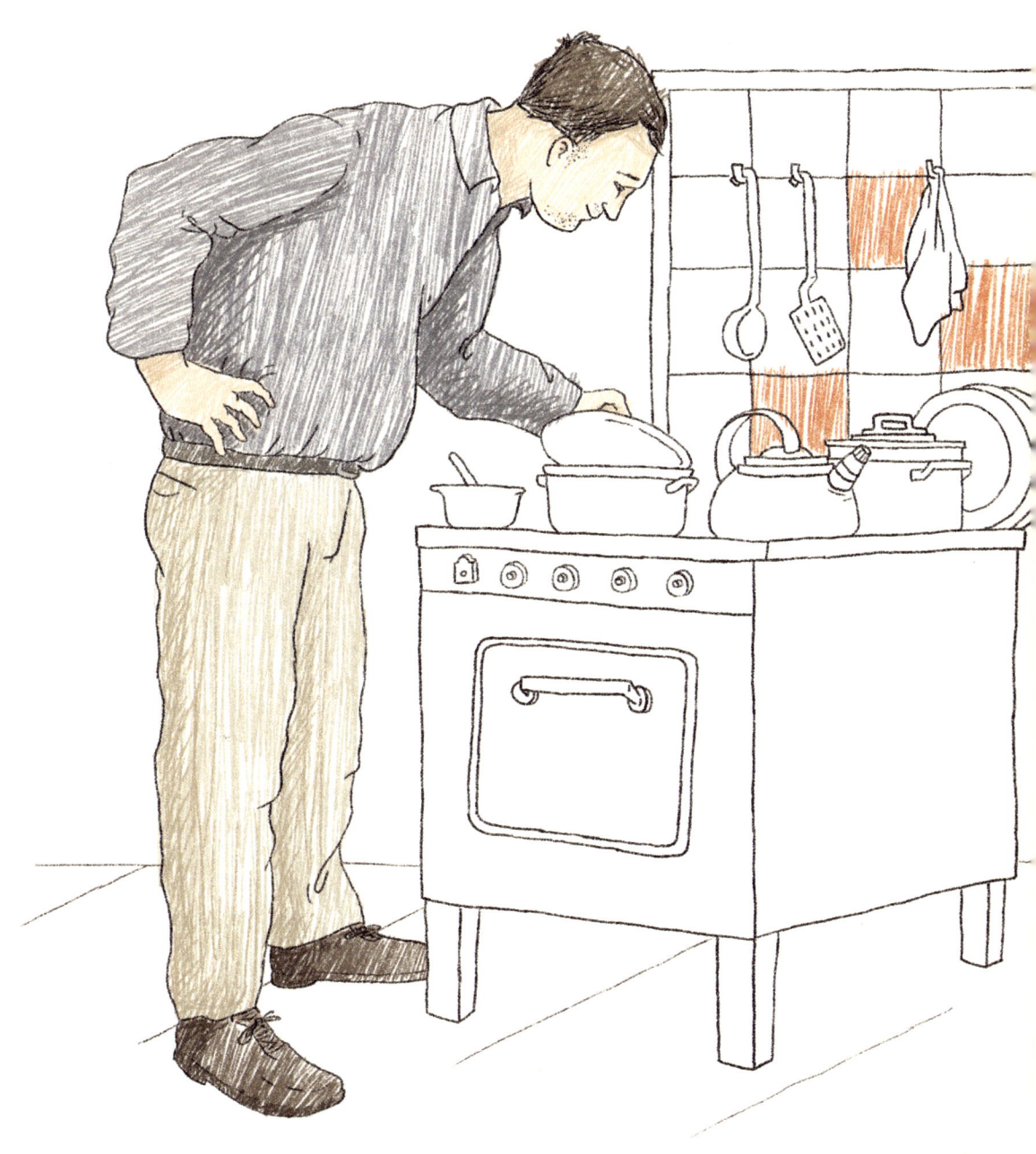

Der Riss

Mit schrillem Bimmeln kündete die Ladenglocke von einem neuen Kunden. Die Ladentür der Schneiderei fiel nur einen Bruchteil später krachend ins Schloss. Mit hochgezogenen Augenbrauen blickte Franz seinen Gesellen an und legte die Jacke, an der er gerade arbeitete, zur Seite. Noch ehe er aufgestanden war, hörte er bereits das Rufen. „Meister Franz, schnell, es eilt!" Vor der Ladentheke stand Herr Tschibulski. Franz streckte die Hand zum Gruß aus. Doch statt Franz die Hand zu geben, behielt Herr Tschibulski die rechte Hand hinter dem Rücken. Der sonst so kontrollierte wie korrekte Herr Tschibulski wirkte heute ziemlich durcheinander.

„Was kann ich für Sie tun, Herr Tschibulski?", fragte Franz. Da er Herrn Tschibulskis Geiz kannte, schob er augenzwinkernd nach:, „Eine neue Hose werden Sie nicht wünschen, oder?" „Papperlapapp", sagte Herr Tschibulski. „Sie müssen mir helfen. In einer Stunde muss ich zum Amtsvorsteher!" Dabei hielt er immer noch die Hand hinter dem Rücken. Und als Antwort auf Franz' fragenden Blick erzählte Herr Tschibulski von seinem Missgeschick: Auf der Suche nach einem Aktenordner hatte er sich tief gebückt, für seine fadenscheinige Hose bereits zu tief. Dieser Belastung war die Hose nicht gewachsen. Mit einem lauten „Raatsch" riss sie am Hosenboden.

Mit Mühe bedeckte Herr Tschibulski mit der rechten Hand den Riss. Dennoch gab der Riss den Blick auf die

rot-weiß gestreifte Unterwäsche von Herrn Tschibulski preis. Franz lachte, nachdem Herr Tschibulski mit
hochrotem Kopf seine Erzählung abgeschlossen hatte.
„Tja, lieber Herr Tschibulski", sagte er:

Der Krug geht so lange zum Brunnen, …

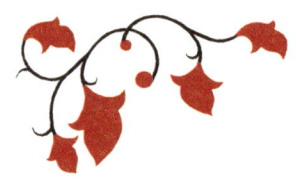

Der Krug
geht so lange zum
Brunnen,
bis er bricht.

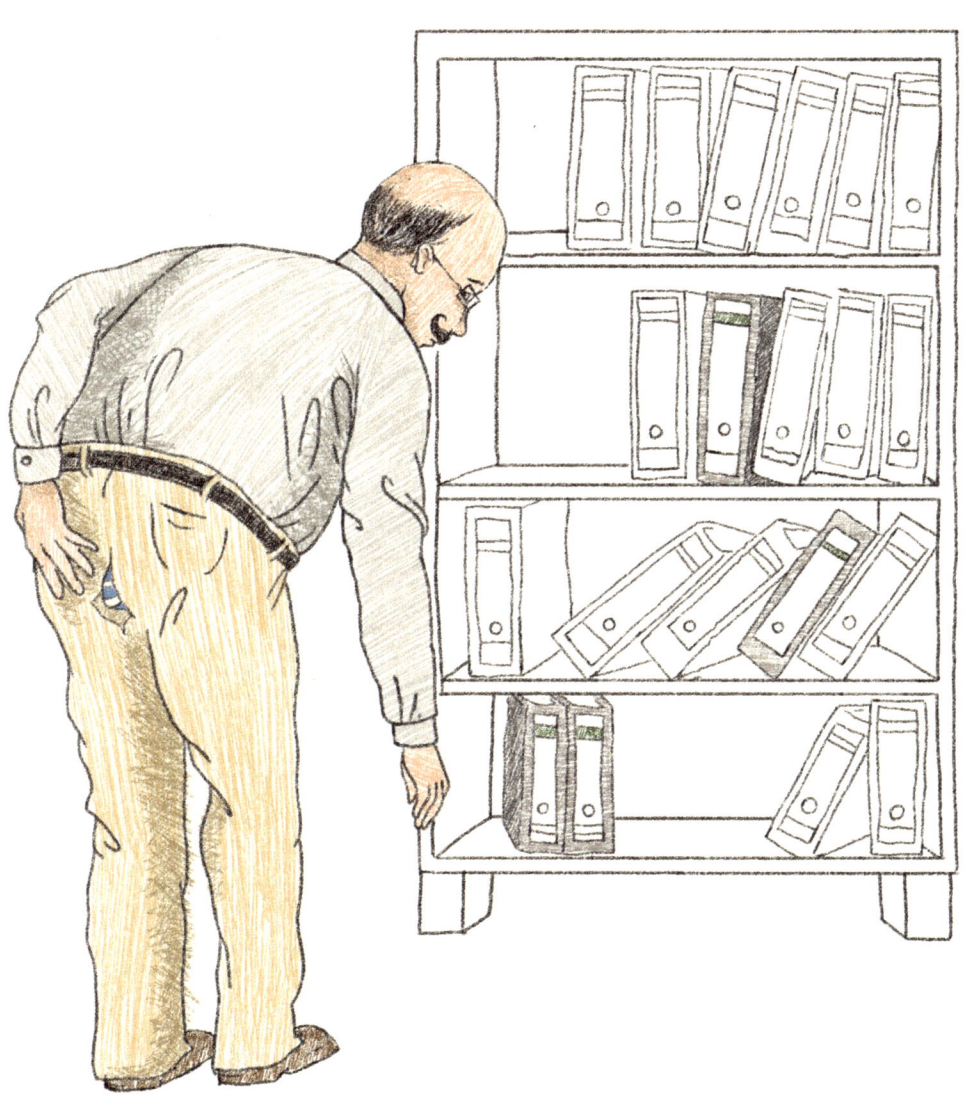

Der Gockel Wilhelm

Hedwig und Franz hatten einen Hühnerstall hinter dem Haus. Im Hühnerstall lebte ein Hahn mit seinen sechs Hennen. Die Kinder hatten ihn Wilhelm genannt. Hedwig schaute jedes Mal streng, wenn Max oder Ida den Hahn Wilhelm nannten. Die Kinder hatten den Gockel nämlich deshalb so getauft, weil der Hautlappen unter seinem Schnabel an das Doppelkinn von Onkel Wilhelm erinnerte.

Der Hühnerstall war alt und marode. Die Tür zum Stall quietschte und hing schief in den Angeln. Mehr als einmal war Hedwig mit der Schürze an einer losen Schraube hängen geblieben. Und mehr als einmal hatte sie ihren Mann Franz gebeten, die Tür zu richten. Ein unerfüllter Wunsch. Auch dieses Mal blieb Hedwig hängen. Sie fluchte kurz und schloss dann die ächzende Tür. Dabei bemerkte sie nicht, dass die Schraube jetzt noch ein wenig weiter aus dem Türpfosten herausragte. Ein kleiner Stoß würde genügen und die Schraube würde herausfallen.

Diesen kleinen Stoß versetzte der Gockel Wilhelm ein wenig später nun der Tür. Das Tor schwankte kurz, ehe es mit einem lauten Krachen auf den Boden fiel. Erschrocken stoben die Hühner auseinander. Im nächsten Moment genossen sie ihre neu gewonnene Freiheit und spazierten über den Hof. Weder Hedwig noch Franz oder die Kinder hatten etwas bemerkt. Seelenruhig saßen sie beim sonntäglichen Frühstück, bis Max auf einmal laut

„Wilhelm!" rief. Der Gockel war bei seiner Erkundungstour mit einer der Hennen in die Küche gekommen. Sofort war helle Aufregung. Die Henne flatterte unterdessen seelenruhig auf den Tisch und pickte Brotkrumen. Dann legte sie ein Ei in den Brotkorb.

„Franz!", rief Hedwig bei diesem Anblick, „von nun an erledigst du die Dinge sofort!"

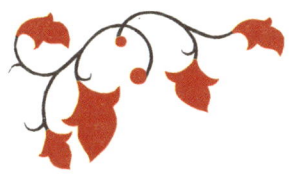

Was du heute kannst besorgen, ...

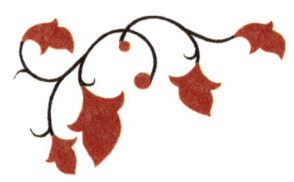

Was du **heute** kannst besorgen, das verschiebe nicht auf **morgen**.

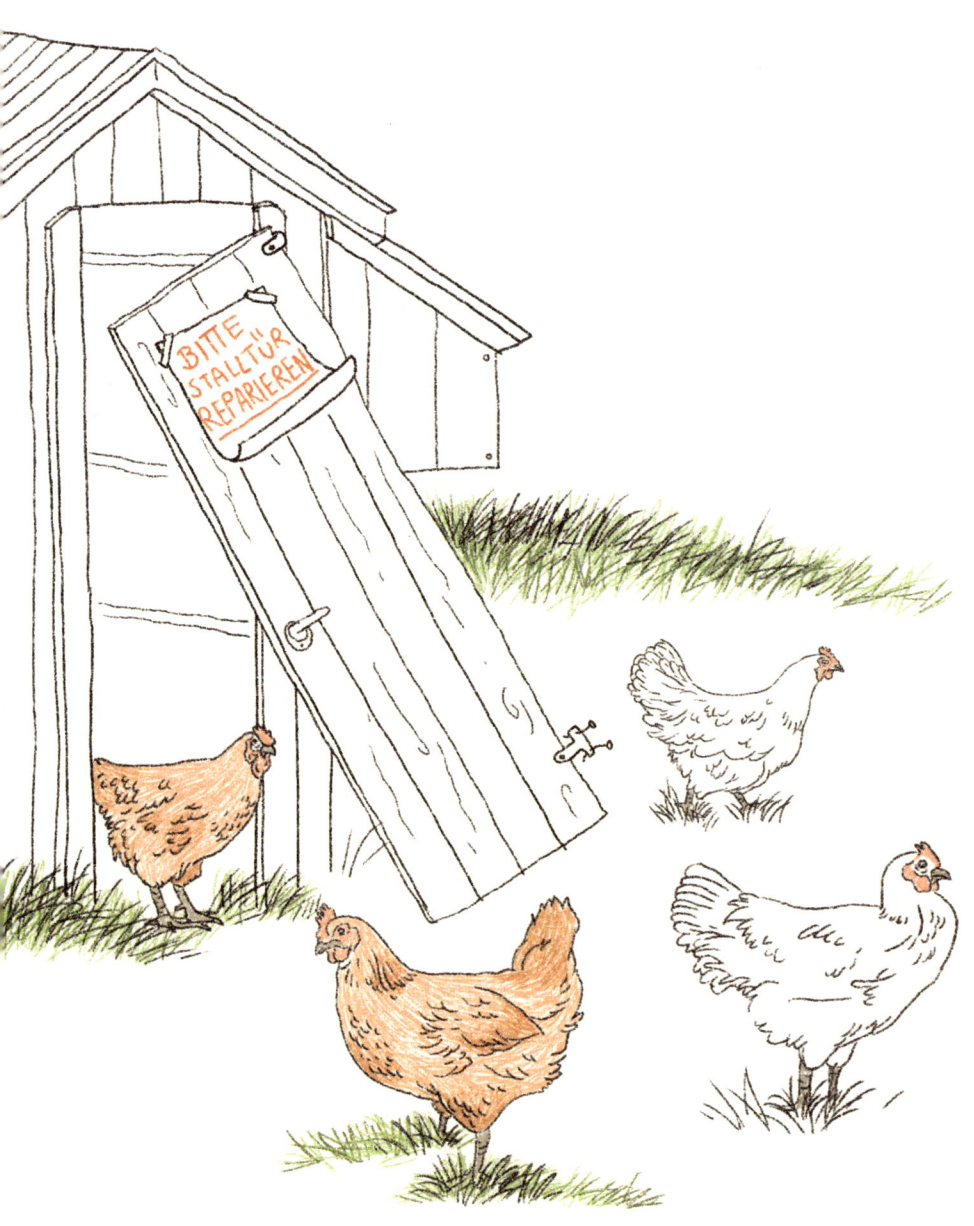

Der Jungfernflug

In der Hauptstrasse 15 gab es die Kolonialwaren-handlung Schmidt. Dort gab es neben Kaffee, Tabak und allerlei Lebensmitteln auch Spielwaren. Seit Wochen drückte sich Max auf dem Nachhauseweg von der Schule die Nase am Schaufenster platt. Denn von der Decke hing ein großes, rotes Modellflugzeug. Auf einer kleinen Tafel stand von Hand geschrieben der Preis. In großen, geschwungenen Lettern stand dort 15 Mark. 15 Mark! Das war unerreichbar für Max. Jeden Tag lag Max seinen Eltern in den Ohren und schwärmte von dem Flugzeug. Doch alles Betteln half nichts.

Wenn ich mir doch nur selbst ein solches Flugzeug bauen könnte, dachte Max traurig. Da hörte er das laute Bimmeln einer Fahrradglocke. Opa Heinrich kam wie jeden Nachmittag auf eine Tasse Kaffee zu Besuch. „Warum schaust du so traurig?", fragte Opa Heinrich. Max erzählte auch ihm von dem Flugzeug. Opa Hein-rich strich sich nachdenklich übers Kinn. „Max", sagte er, „morgen komme ich in aller Früh und wir bauen gemeinsam ein Flugzeug."

Am nächsten Tag wartete Max bereits aufgeregt auf seinen Großvater. Gemeinsam gingen sie in den Schup-pen. Mit Feile, Holzsäge und Leim gingen sie ans Werk. Aus einem unscheinbaren Stück Kiefernholz entstand der Rumpf des Flugzeugs. Für die Bespannung der Flügel nahmen sie Butterbrotpapier. Nach und nach nahm das

Flugzeug Gestalt an. Zu guter Letzt holte der Großvater eine kleine Dose mit rotem Lack aus seiner Westentasche. Max konnte den Jungfernflug des Flugzeuges kaum erwarten. Mit den letzten Sonnenstrahlen gingen beide auf die Wiese hinter dem Haus. Max nahm das Flugzeug vorsichtig in die Hand und warf es der Abendsonne entgegen. Das Flugzeug flog! „Siehst du, Max", sagte der Opa lächelnd:

Not macht ...

Not macht erfinderisch.

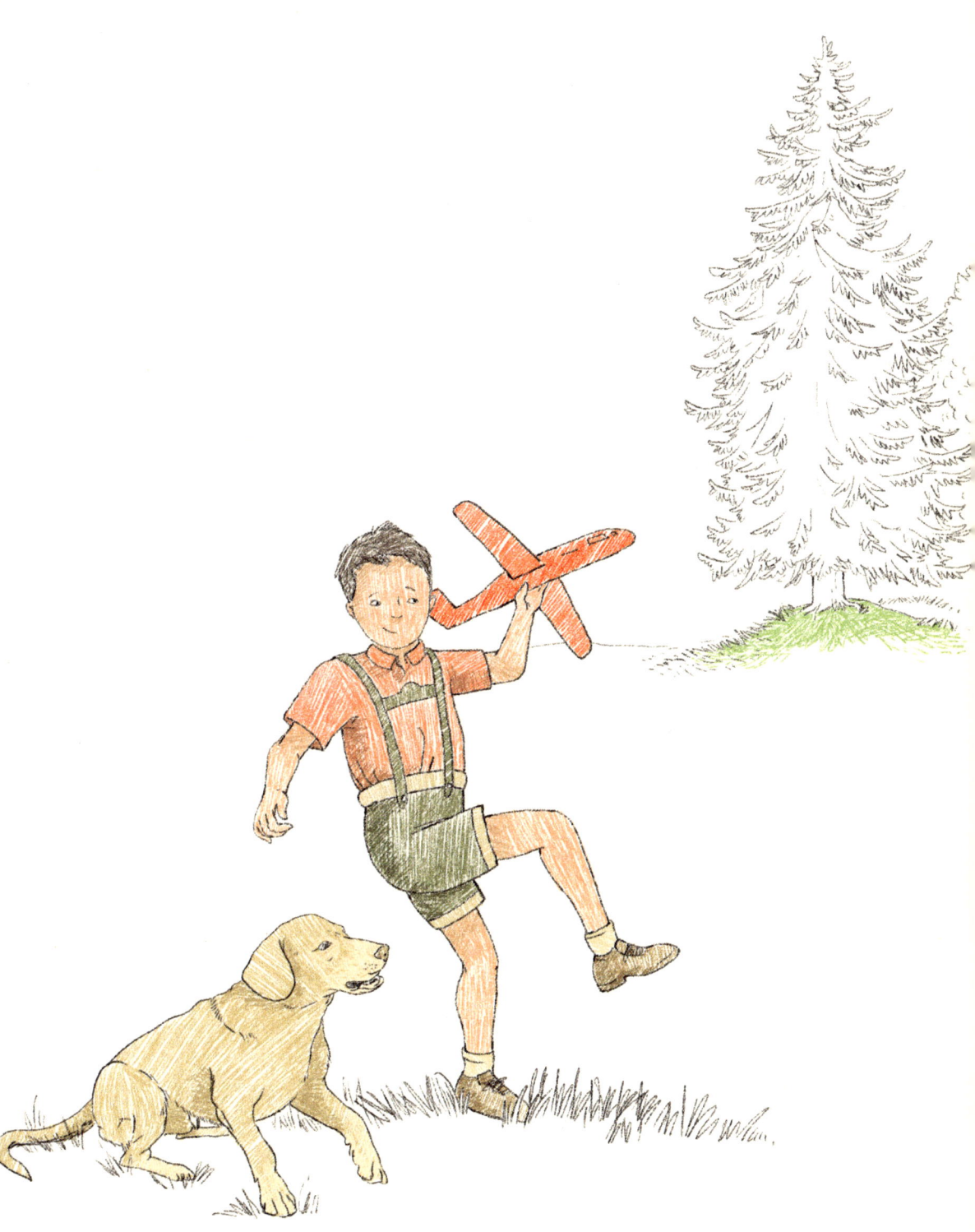

Der Dackel Waldemar

Wie jeden Tag um diese Zeit ging Edeltraut auch an diesem Samstag um 11:00 Uhr mit ihrem Dackel Waldemar, kurz Waldi, spazieren. Ihr Weg führte sie auf die Felder hinter dem Dorf. Dort hatte auch der Beamte Horst Tschibulski einen kleinen Acker samt Hasenstall. Als alleinstehender Beamter widmete er seine ganze Freizeit den Tieren. Auch Edeltraut hatte nie den Richtigen gefunden und befürchtete bereits, als „alte Jungfer" zu enden.

Kaum hatte Edeltraut die Wiesen erreicht, ließ sie Waldi von der Leine. Erstaunt blickte Edeltraut auf. Normalerweise trottete Waldi behäbig neben ihr her. Heute schien Waldi sein Gewicht und sein Alter vergessen zu haben. Da erkannte sie sein Ziel. Offensichtlich war einer der Hasen von Horst Tschibulski ausgebüxt. Aufgeregt rannte Herr Tschibulski über sein Feld. Mal nach links. Mal nach rechts. Immer dem Hasen hinterher. Jedes Mal, wenn er kurz vor dem Hasen stand, sprang der Ausbrecher los, schlug einen Haken und drückte sich einige Meter entfernt auf den Boden. Mit Waldi wurde aus dem Duo ein Trio, das hin und her jagte. Da packte Edeltraut mit beherztem Griff den Ausbrecher in vollem Lauf hinter den Ohren. Erschöpft erreichten auch Herr Tschibulski und Waldi Edeltraut. Edeltraut tadelte ihren Hund und überreichte den Hasen seinem Besitzer. Dabei betrachtete sie Horst Tschibulski zum ersten Mal eingehender. „Ein fescher Mann", dachte sie. Und Tschibulski dachte insgeheim Ähnliches von ihr.

In den folgenden Wochen führte Edeltrauts Weg immer öfter zu Tschibulskis Acker. Dies fiel auch Hedwig auf, die gemeinsam mit ihrem Mann Franz das benachbarte Feld bewirtschaftete. Und als sie eines Sonntags Horst Tschibulski und Edeltraut bei einer Tasse Kaffee vor dem Café Schmitz sitzen sah, stieß sie ihren Mann an und sagte:

Jeder Topf …

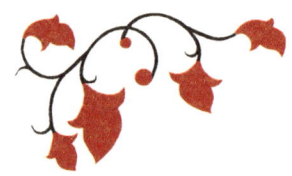

Jeder Topf findet seinen Deckel.

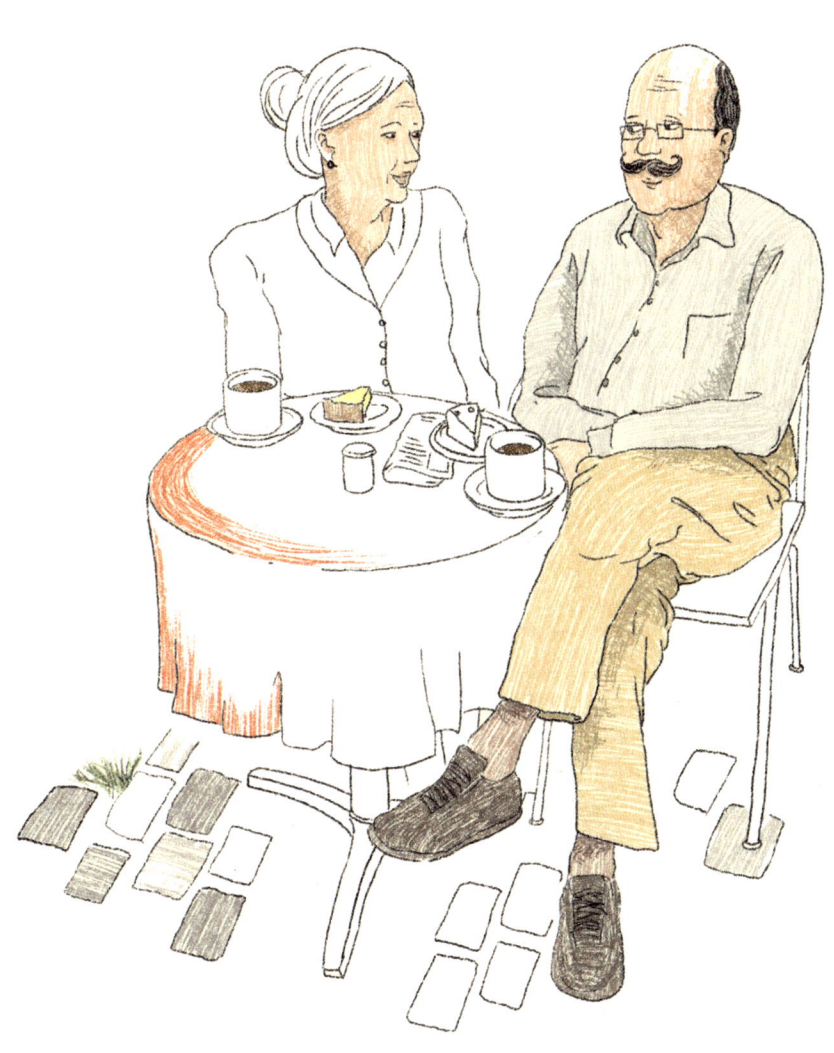

Seeräuber

Max und Ida freuten sich. Zum ersten Mal durften sie alleine zu Hause bleiben. Ihre Eltern, Hedwig und Franz, besuchten wie jeden Sonntag Tante Hilde. Max und Ida mochten die strenge Tante nicht besonders. Sie hassten es, in ihren Sonntagskleidern in dem muffigen Wohnzimmer der Tante zu sitzen.

Umgekehrt mochte auch Tante Hilde die beiden Kinder nicht. Sie war der Meinung, dass Kinder still zu sein hätten, wenn Erwachsene sprechen. Sobald eines der Kinder auch nur mit den Zehen wackelte, schimpfte Hilde. Sie waren also sehr froh, an diesem Sonntag endlich einmal alleine zu Hause bleiben zu dürfen.

Noch bevor ihre Eltern in den blauen Opel Kapitän stiegen, hatten Max und Ida bereits entschieden, dass sie Seeräuber spielen wollten. Das samtbezogene Sofa sollte das Piratenschiff sein, der blaue, etwas zerschlissene Perserteppich das Meer und der Nussbaumtisch der Segelfrachter, den sie ausrauben wollten. Beide wussten natürlich, dass sie nicht alleine in der Wohnstube spielen durften. Hedwig, ihre Mutter, hatte es ihnen noch einmal deutlich gesagt.

Doch als die Kinder hörten, wie das Auto der Eltern mit schepperndem Auspuff aus der Einfahrt fuhr, stürmten sie sofort ins Wohnzimmer. Schnell überfiel Max als Pirat den Segelfrachter. Seine Beute waren die Vase und die silberne Obstschale, die Hedwig und

Franz vor vielen Jahren auf einer Reise nach Italien ge-
kauft hatten. Es waren keine 15 Minuten vergangen,
da hörten die beiden Kinder wieder den scheppernden
Auspuff. Ihre Mutter Hedwig hatte, wie so oft, ihre
Handtasche vergessen. Schnell versuchten die Kinder,
das Wohnzimmer wieder aufzuräumen. Zu spät.
Hedwig kam herein, stutzte und rief:

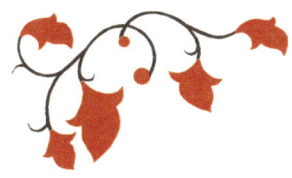

Ist die Katze
aus dem Haus, ...

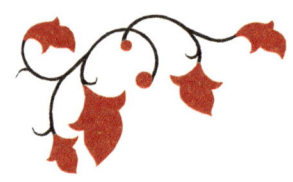

Ist die Katze
aus dem Haus,
tanzen die
Mäuse auf dem
Tisch.

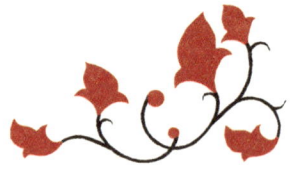

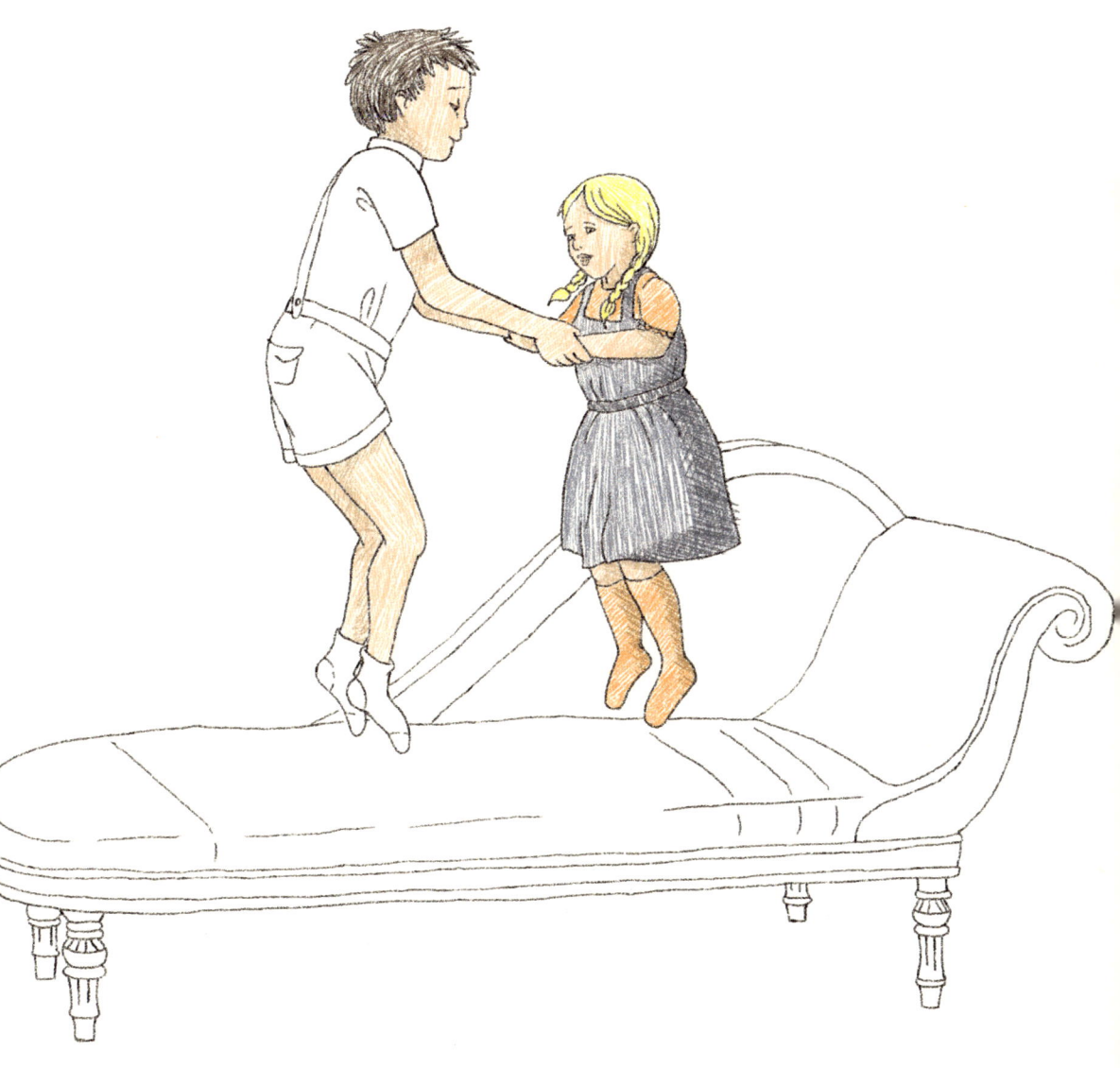

Die Waschmaschine

Hedwig stand ratlos vor der Waschmaschine. Soeben hatte es einen lauten Knall getan und die Maschine war mit einem letzten Knirschen stehen geblieben. Hedwig betätigte immer wieder den Schalter. Es tat sich nichts. Die Maschine stand still. Guter Rat war nun teuer. In der Waschmaschine waren sämtliche weißen Hemden ihres Mannes. Und ohne weißes Hemd konnte Franz doch nicht zum Auftritt des Gesangsvereins!

Monatelang hatten sie auf die Waschmaschine gespart. Franz hatte immer wieder daran gezweifelt, ob eine Waschmaschine wirklich nötig sei. Doch Hedwig hatte sich durchgesetzt. Jetzt stand das gute und teure Stück in der Waschküche und drehte sich nicht. Hedwig überlegte, ob sie einen Techniker anrufen sollte. Dafür müsste sie aber zu ihrer Nachbarin gehen, Frau Maier, die ein Telefon besaß. Leider ging Frau Maier um diese Zeit, wie jeden Tag, mit ihrem Dackel Gassi.

Es musste also eine andere Lösung her. Hedwig entschied sich kurzerhand zu versuchen, den Schaden selbst zu beheben. Sie nahm die nasse, schwere Wäsche aus der Maschine und begutachtete die Trommel. Da sah sie es. In einem der Löcher steckte ein Bleistift, den Franz offensichtlich in der Brusttasche eines Hemdes vergessen hatte. Schnell holte sie die Werkzeugkiste ihres Mannes, entfernte mit Hammer und Schraubenzieher den festsitzenden Bleistift und bog geschickt ein Blech gerade. Auch ohne Mann und Techniker, dafür aber mit dem richtigen Werkzeug hatte sie so nach einiger Zeit den Schaden behoben.

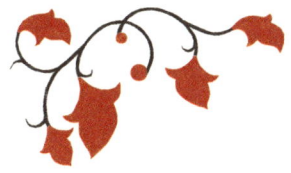

Die Axt im Haus ...

Die Axt im
Haus erspart den
Zimmermann.

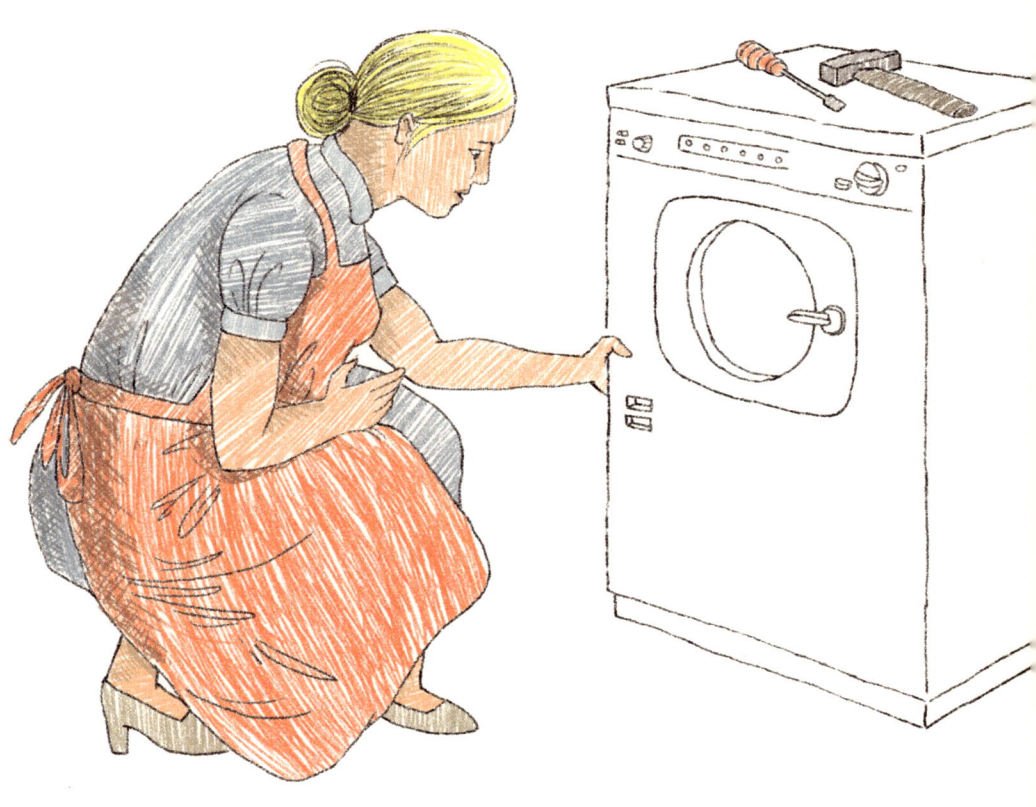

Schuss, Tor ...

Es war ein sonniger Spätsommertag. Hedwig konnte die Kräuter in ihrem kleinen Garten riechen. Bienen flogen emsig um die Blüten der Geranien herum, die auf dem Fensterbrett standen. Da hörte Hedwig ein dumpfes Grollen. Das kam aber nicht von den Bienen, sondern von ihrem Mann Franz, den sie vom Küchenfenster aus sehen konnte. Er stand in der Scheune vor dem Regal mit den Glasflaschen für Apfelmost. Hedwig hörte, wie ihr Mann ihren Sohn Max verfluchte.

Auch Max hörte seinen Vater und versuchte, leise aus der Küche zu schleichen. Immer deutlicher drangen die Worte an Hedwigs Ohren. „Dieser Lausbub, dieser Tagedieb, dieser nutzlose Bengel!" Hedwig blickte Max an. Max blickte zu Boden. „Was ist passiert?", fragte Hedwig ihren Sohn. Max begann zu erzählen. Mittags hatte er mit seinem besten Freund Wilhelm vor der Scheune Fußball gespielt. Das offene Scheunentor diente dabei zugleich als Fußballtor. Und ein Schuss war direkt im Regal mit den Glasflaschen für den Apfelmost gelandet.

Das Ergebnis kann man sich denken. Einige Flaschen zersprangen in tausend Scherben. Max und Wilhelm hatten alle Scherben zusammengefegt. Dann hatten sie die übrig gebliebenen Flaschen extra so hingestellt, dass der Verlust nicht auffallen sollte. Das ging allerdings genauso daneben wie der Schuss aufs Scheunentor. Max kam gar nicht dazu, die Geschichte zu Ende zu erzählen. Plötzlich stand sein Vater in der Küchentür. „Fußball und Fußballverein sind gestrichen. Den Ball kriegt der Hund zum Spielen", brüllte der Vater. Max erschrak. Er wusste, was der Hund mit dem Ball machen würde. Wütend stapfte sein Vater aus der Küche.

„Keine Sorge, dein Vater beruhigt sich wieder", sagte seine Mutter:

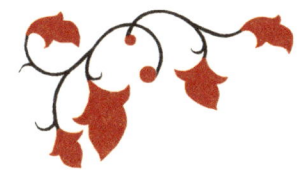

Es wird nichts so heiß gegessen, ...

Es wird nichts so
heiß gegessen,
wie es
gekocht wird.

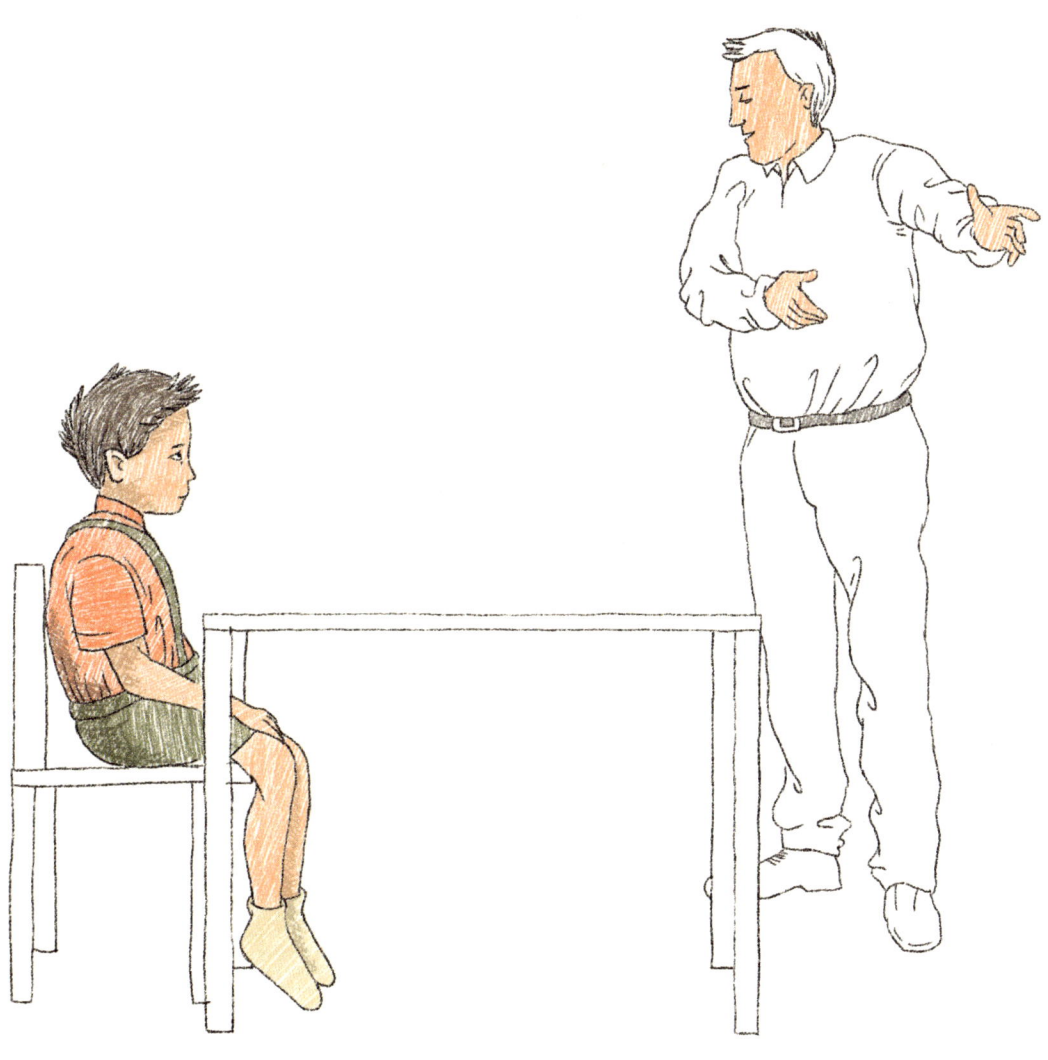

Auf dem Jahrmarkt

Wie jedes Jahr fuhren Franz und Hedwig mit ihren beiden Kindern Max und Ida auf den Jahrmarkt. Eltern und Kinder freuten sich gleichermaßen. Hedwig freute sich darauf, einen Stoff für ihr neues Sommerkleid auszusuchen. Das Schnittmuster hatte sie bereits vor einigen Wochen ausgewählt. Franz freute sich auf eine Schweinshaxe und Bier. Und Max und Ida freuten sich auf das Ketten-Karussell, den Feuerspucker und die Losbude.

Stundenlang bummelten sie zwischen den Marktständen umher. Am Ende waren alle glücklich und zufrieden. Hedwig hatte einen Stoff gefunden, Max und Ida hatten den Feuerspucker bestaunt und Franz hatte natürlich seine Schweinshaxe bekommen. Müde machten sich Eltern und Kinder auf den Weg zum Bahnhof. Ida gähnte bereits, so erschöpft war sie von all den Eindrücken, und Max drückte ein wenig der Bauch. Kein Wunder nach all der Zuckerwatte, den gebrannten Nüssen und der süßen Limonade.

Als letzte Attraktion stand – wie in jedem Jahr – noch die Wurfbude an. Zum Abschluss des Tages durften beide Kinder noch einmal ihre Geschicklichkeit unter Beweis stellen. Ida schaffte es mit drei Würfen, immerhin drei der fünf Dosen umzuwerfen, und gewann eine kleine Puppe, die sie sofort in ihre Arme schloss. Jetzt war Max an der Reihe. Bereits mit dem ersten Wurf fielen alle Dosen. Auch beim zweiten Mal gelang ihm dieses

Kunststück. Ein weiteres Mal, und er würde den Haupt-
preis, ein rotes Modellflugzeug, gewinnen. Er holte aus,
zielte und warf. Es fielen eins, zwei, drei, vier Dosen um.
Die fünfte Dose blieb stehen. So blieb ihm als Gewinn
nur ein Brettspiel. Max weinte fast. Als der Wurfbuden-
besitzer dies sah, sagte er: „Ich gebe dir noch eine Chan-
ce. Wenn du es diesmal schaffst, gewinnst du den Haupt-
preis. Schaffst du es aber nicht, dann gewinnst du gar
nichts." „Behalte lieber das Brettspiel", sagte sein Vater:

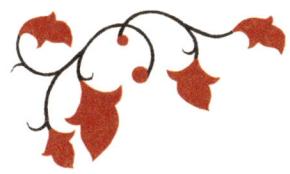

Besser den Spatz in der Hand ...

Besser den Spatz in der Hand als die Taube auf dem Dach.

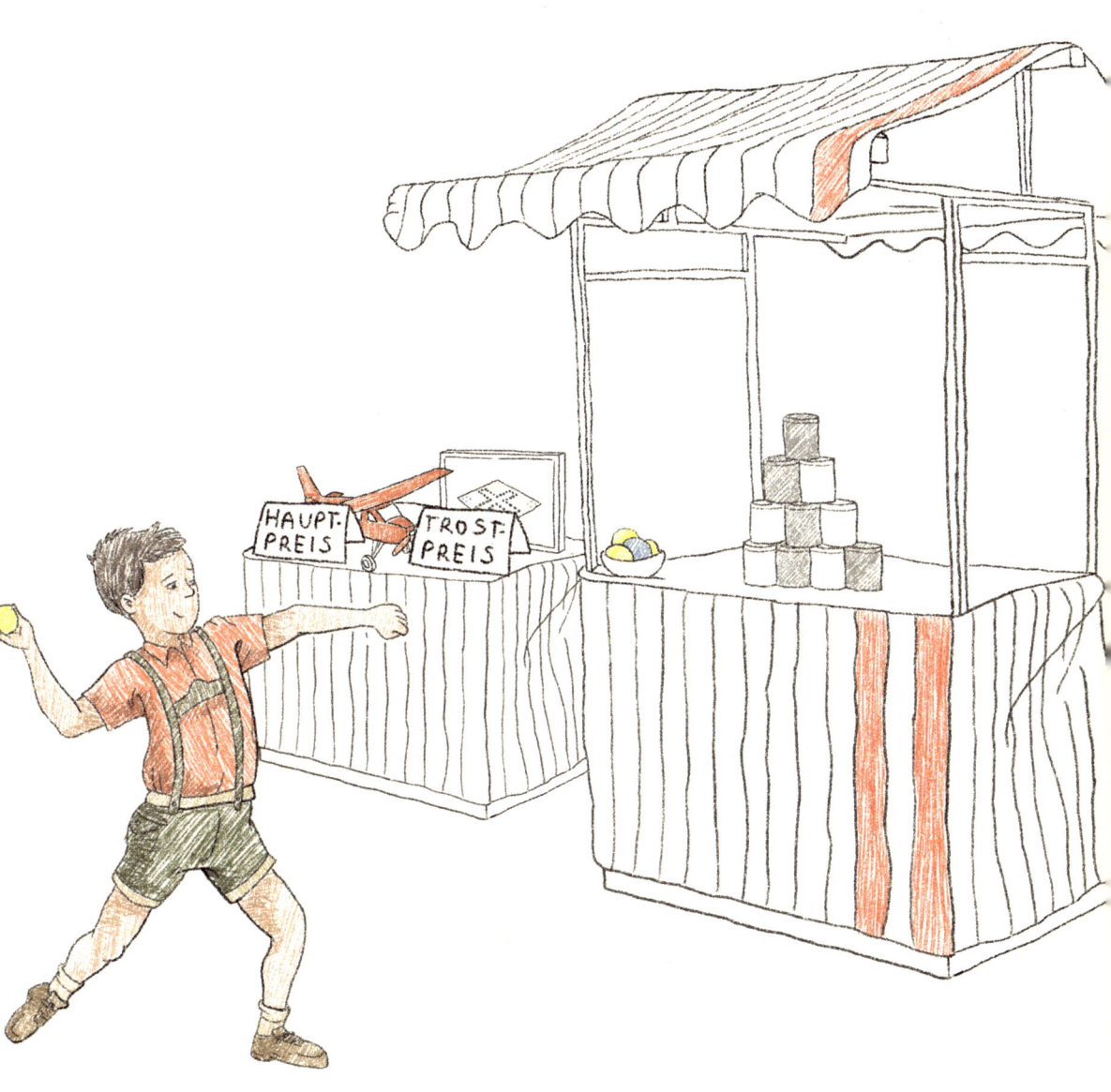

HAUPT-PREIS

TROST-PREIS

Haute Couture

Hedwig saß am Küchentisch. Mit sehnsüchtigem Blick blätterte sie die Modezeitschrift durch, die sie immer dann kaufte, wenn etwas vom Haushaltsgeld übrig blieb. So viele schöne Kleider, dachte sie und blickte an sich hinab. Da sie gerade die Hühner gefüttert hatte, trug sie ihr ältestes Gewand: eine graue, abgetragene Kittelschürze, die mittlerweile durch eine Vielzahl an Flicken zusammengehalten wurde. Sie lachte. Wie eine Dame sehe ich nicht gerade aus, sagte sie zu sich selbst. Eingehend betrachtete sie die Abbildungen in der Modezeitschrift und bewunderte Stoffe und Schnitte. Als ihr Blick auf ein wunderschönes, tailliertes rotes Kleid fiel, erinnerte sie sich an den Stoff, den sie gemeinsam mit ihrem Mann Franz auf dem Kramermarkt vor einigen Wochen günstig erstanden hatte. Nur unter Wehklagen und nach einigem Feilschen hatte Franz sich bereit erklärt, den Stoff zu kaufen.

Sie ging in die Stube, nahm den Stoff aus der großen Kommode und breitete ihn auf dem Küchentisch aus. Mit einem Kreiderädchen übertrug sie das Schnittmuster. Vorsichtig schnitt sie dann den Stoff zu. Jetzt war nur das leise Surren der Nähmaschine zu hören. Das Kleid nahm immer mehr Konturen an. Eine erste Anprobe zeigte: Das Kleid passte fast perfekt! Nur ein paar kleine Korrekturen waren nötig. Stolz und fröhlich drehte sich Hedwig vor dem Spiegel.

Vor lauter Freude überhörte sie sogar ihren Mann Franz, der polternd in die Stube trat. Erstaunt und zugleich erschrocken erblickte Franz seine Frau. Sie sah wunderschön aus, allerdings sah ihr Kleid sehr teuer aus. Hedwig bemerkte ihren Mann und wusste sofort, was er dachte. Sie lachte. „Lieber Franz", sagte sie, „keine Sorge, das Kleid hat nichts gekostet. So raffiniert es aussehen mag, ich habe das Kleid selbst genäht." Schmunzelnd meinte Franz:

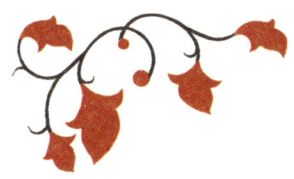

Kleider

machen ...

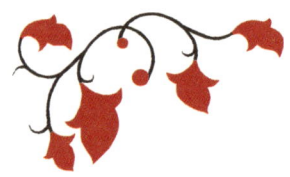

Kleider machen Leute.

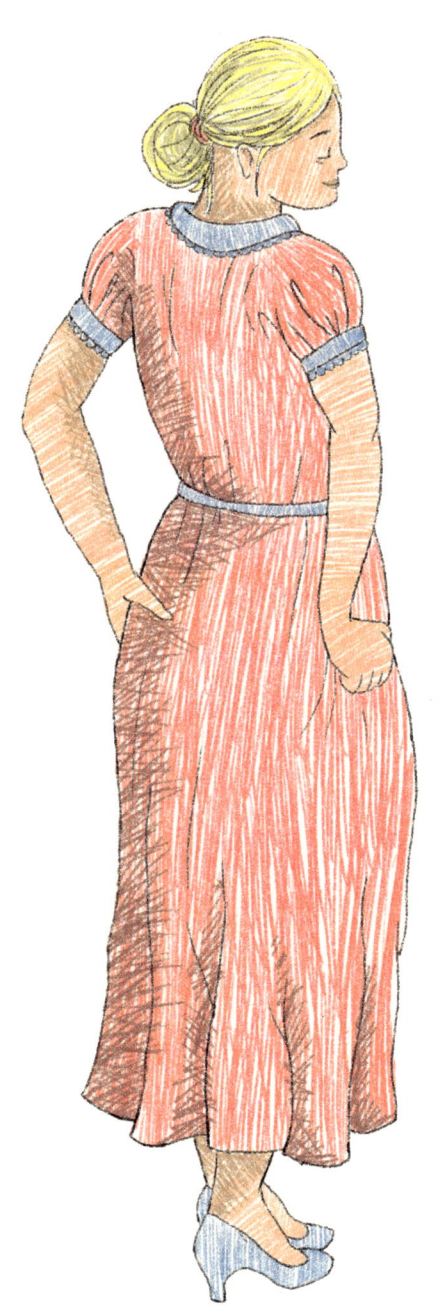
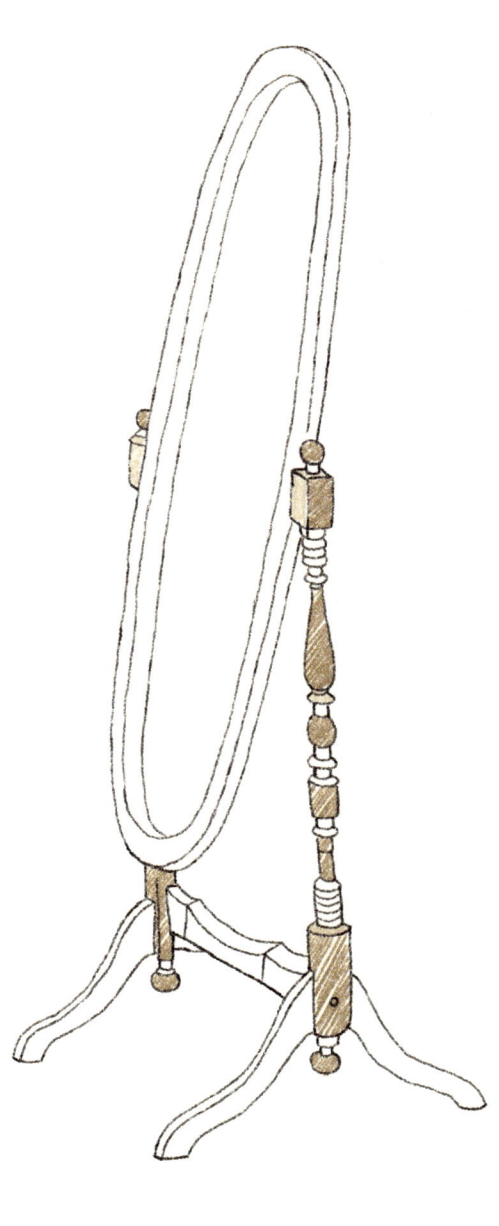

Der dicke Onkel

Horst Tschibulski war ein penibler Mensch. Als Beamter im Vermessungsamt standen für ihn Ordnung und Genauigkeit an erster Stelle. Jeden Morgen Punkt 7 Uhr und zwei Minuten verließ er das Haus. Zuvor hatte er seine Jacke gebürstet, genau den Sitz seiner Krawatte überprüft und penibel seine Schuhe gewienert.

Horst Tschibulski war gerade im Begriff, seine Schuhe anzuziehen, als es an der Tür läutete. Verärgert ging Horst Tschibulski zur Tür. Vor der Tür stand Max, der zwölfjährige Nachbarsjunge. Max' Ordnungssinn war weniger ausgeprägt. Ein Hemdschoß hing ihm aus der Hose und der rechte Kniestrumpf war bis zum Knöchel heruntergerutscht. Zudem hatte Max offensichtlich vergessen, den rechten Schuh zu binden. Horst Tschibulski legte bei diesem liederlichen Anblick die Stirn in Falten. Zwischen seinen Augenbrauen bildete sich eine Zornesfalte. Ohne Max zu Wort kommen zu lassen, wies er ihn sofort auf die Bedeutung von Ordnung und Sauberkeit hin. Er prophezeite Max, dass es ein schlimmes Ende mit ihm nehmen würde. Eine ganze Litanei musste Max über sich ergehen lassen.

Max blickte dabei beständig auf den Boden, denn er musste heimlich grinsen. Wenigstens schämt sich der Junge angesichts seines Aufzugs, dachte Herr Tschibulski und übersah dabei zunächst das Grinsen. Max blickte weiter angestrengt nach unten. Er war bemüht, nicht einfach loszuprusten. Irgendwann konnte er es jedoch kaum mehr unterdrücken. Mit gesenktem Blick fing er an zu kichern. Herrn Tschibulski wollte gerade die Hutschnur platzen, als er ebenfalls nach unten blickte. Was er sah, ließ ihn augenblicklich verstummen. Ein dicker, weißer großer Zeh schaute aus einem großen Loch in seinem Socken hervor.

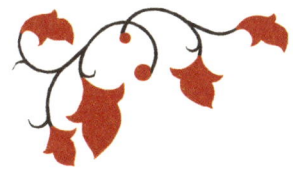

Wer im Glashaus sitzt, . . .

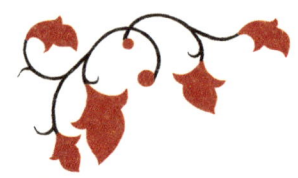

Wer im Glashaus sitzt, sollte nicht mit Steinen werfen.

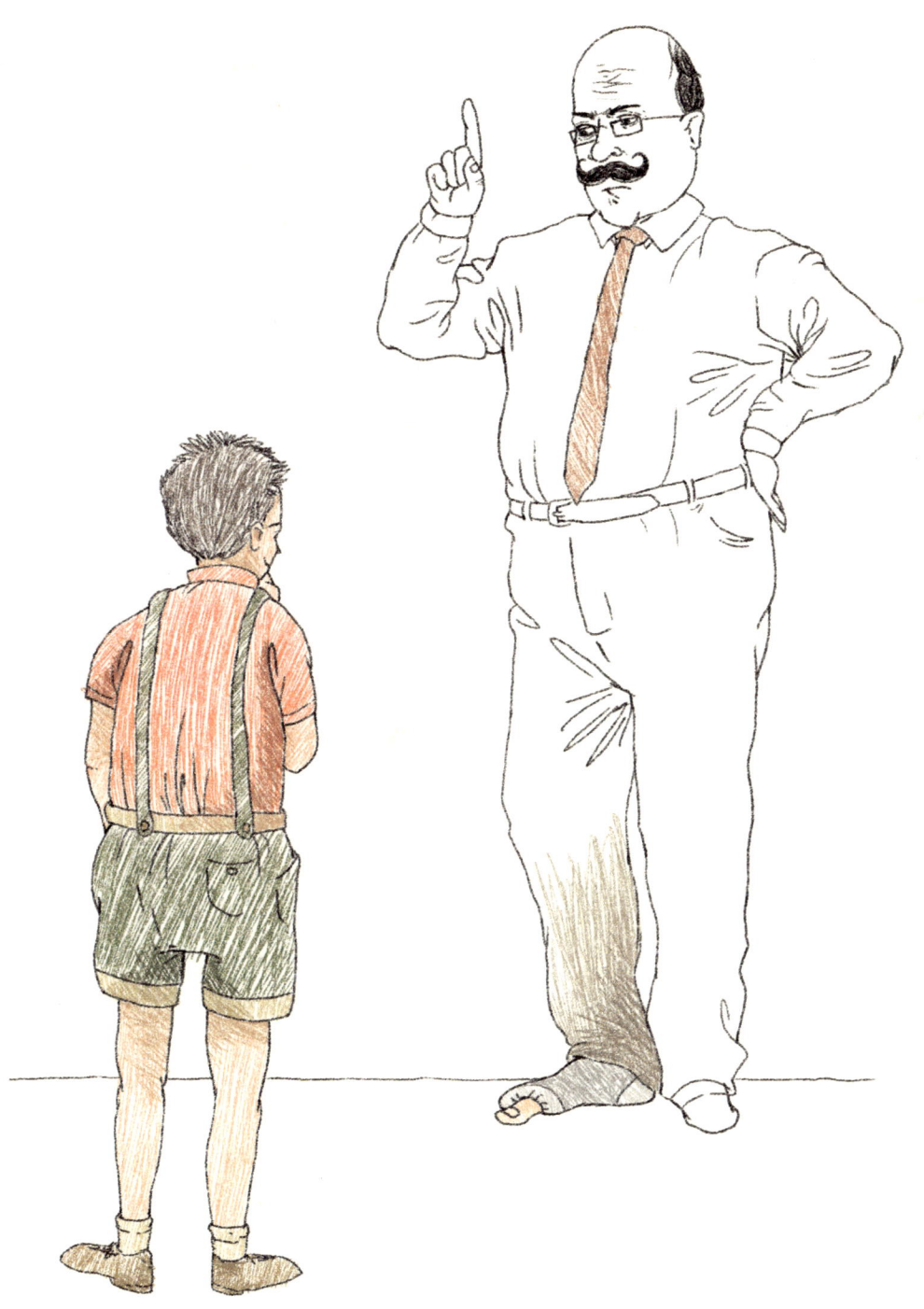

Der Hase Rudi

Horst Tschibulski war passionierter Kleintierzüchter. Sein ganzer Stolz: der Rammler Rudi.

Nur ein Wermutstropfen trübte seine Zuneigung zu Rudi. Der Rammler hatte bisher noch keinen Preis gewonnen. Dies war Tschibulskis größter Gram. Am kommenden Sonntag sollte die nächste Ausstellung der Kleintierzüchter stattfinden. Und diesmal sollte Rudi den ersten Preis gewinnen! Ärgster Konkurrent war Heinrich Mayer. Heinrich und Horst waren bereits zu Schulzeiten erbitterte Feinde gewesen. Und diese Feindschaft lebte weiter. Horst Tschibulski war daher jedes Mittel recht, um diesmal den Sieg zu erringen. Baldrian, dachte Herr Tschibulski, Baldrian ist die Lösung. Baldrian lässt auch Hasen schlafen, ein schlafender Hase lässt die Ohren hängen und hängende Ohren beindrucken keinen Preisrichter.

Gesagt, getan. Am Tag der Ausstellung blieb er zufällig vor dem Hasenkäfig von Heinrich Mayer, seinem Erzfeind stehen. Und ebenso zufällig lugte aus seiner rechten Westentasche eine Karotte. Na ja, Zufall war dies nicht. Diese Karotte war mit Baldrian getränkt und sollte das Schlafmittel für den Hasen von Heinrich Mayer sein. Während Horst Tschibulski mit seinem Erzfeind sprach, wippte die Karotte fröhlich in seiner Westentasche hin und her. Dabei schlug die Karotte immer wieder gegen den Käfig in seinem Rücken. Und just in diesem Käfig saß Rudi, der Rammler. Auf einmal verfing sich die Karotte in den Käfigstangen. Unbemerkt von Herrn Tschibul-ski fing der Rammler seelenruhig an, an der Karotte zu knabbern. Noch ehe er die ganze Karotte gefressen hatte, passierte es. Rudi streckte die Hinterläufe von sich und schlief ein! Wenige Augenblicke später gingen die Preisrichter durch die Reihen. Alles Zureden half nichts. Rudi schlief. Damit war auch dieser Preis verloren. Tief betrübt ging Horst Tschibulski mit dem schlafenden Rudi nach Hause.

Wer anderen eine Grube gräbt, ...

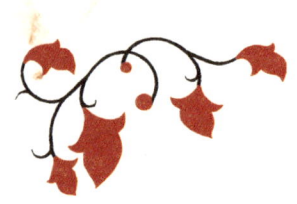

Wer anderen eine Grube gräbt, fällt selbst hinein.

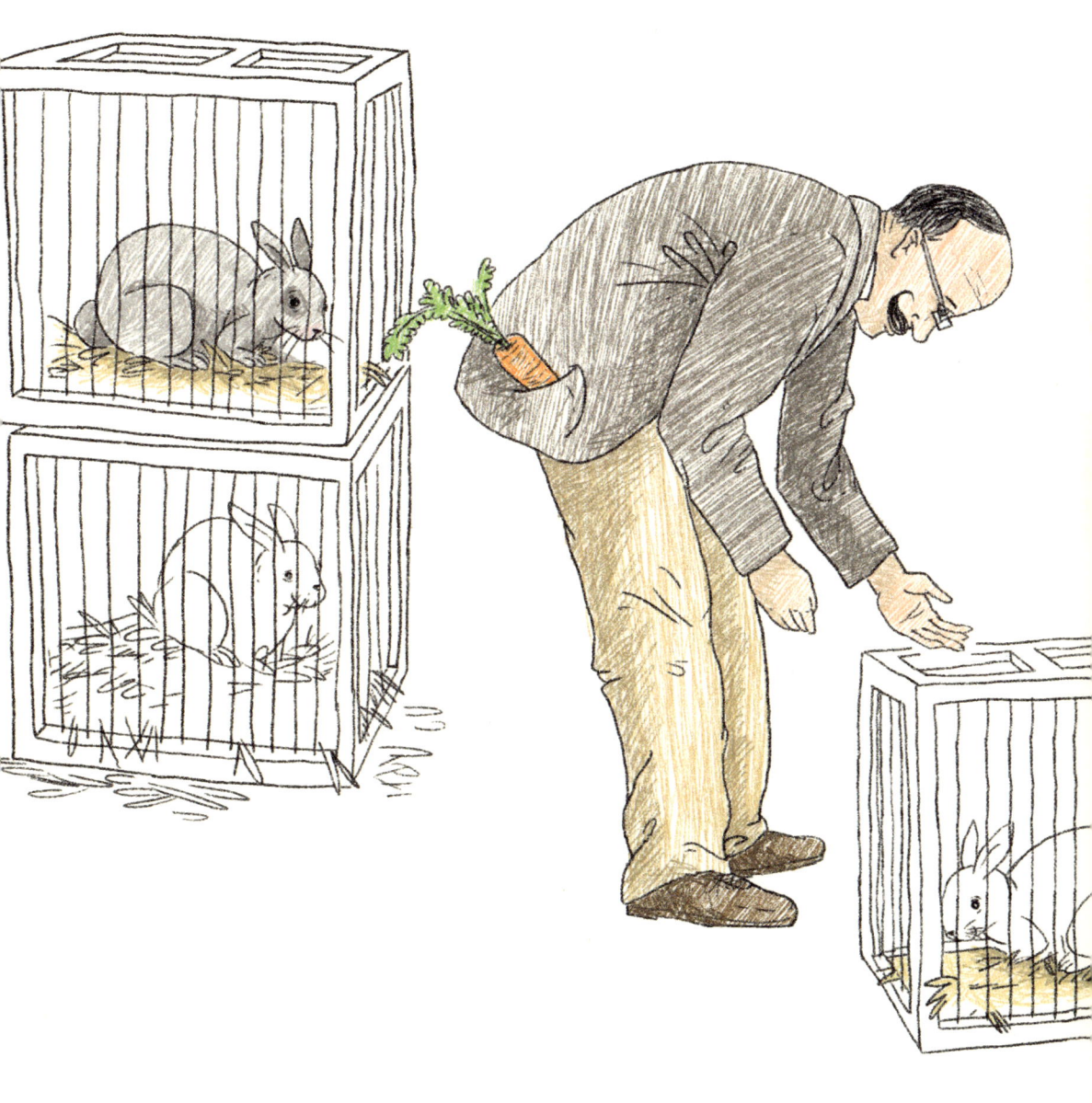

Kartoffelernte

In diesem Sommer baute Horst Tschibulski Kartof-feln an. Unter den amüsierten Blicken seiner Nach-barn hatte der penible Beamte die Pflanzkartoffeln im Frühjahr mittels einer Pflanzschnur exakt im Abstand von dreißig Zentimetern eingepflanzt. Jede einzel-ne Kartoffel steckte genau fünfzehn Zentimeter tief im Boden. Keinen Zentimeter mehr. Und keinen Zentimeter weniger.

Wie ein Feldherr schritt er nach getaner Arbeit mit seinen Gummistiefeln die Reihen der Kartoffelsetz-linge ab. Damit war für Horst Tschibulski die Feldarbeit erledigt. Alles Weitere sollte die Natur richten. Auf den angrenzenden Feldern wurde derweil schwer gearbeitet: gejätet, geharkt und gegossen. Horst Tschibulski tat nichts von alldem. Sein Nachbar Franz gab sich besonders viel Mühe. Auf Drängen seiner Frau Hedwig hatte er eigens eine Wasserleitung verlegt, die direkt unter dem Freilauf-gehege von Tschibulskis Kaninchen verlief.

Sowenig Horst Tschibulski für sein Feld tat, seine Kartoffeln entwickelten sich prächtig. Sie schienen die gleiche Disziplin wie Horst Tschibulski an den Tag zu legen. Dann kam der Tag der Ernte. Horst Tschibulski zog eine große, dicke Kartoffel nach der anderen aus dem Boden. Vom Nachbarfeld aus blickten Franz und Hedwig immer wieder zu Horst Tschibulski. Ihre eige-nen Kartoffeln machten sich dieses Jahr ganz klein und kümmerlich aus. Hedwig dachte über die Ursache nach.

Gedankenverloren betrachtete sie den Hasenstall. Da fiel ihr ein, was die Ursache sein musste: Die Hasen hatten beim Graben wohl die Leitung beschädigt. Dadurch hatten Hedwig und Franz mit ihrer Wasserleitung die ganze Zeit die Kartoffeln von Horst Tschibulski gegossen! Sie lachte. Es stimmte tatsächlich:

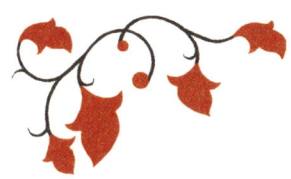

Die dümmsten Bauern ...

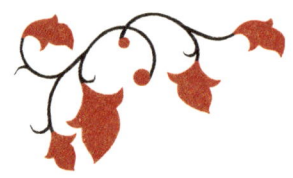

Die dünmsten Bauern ernten die dicksten Kartoffeln.

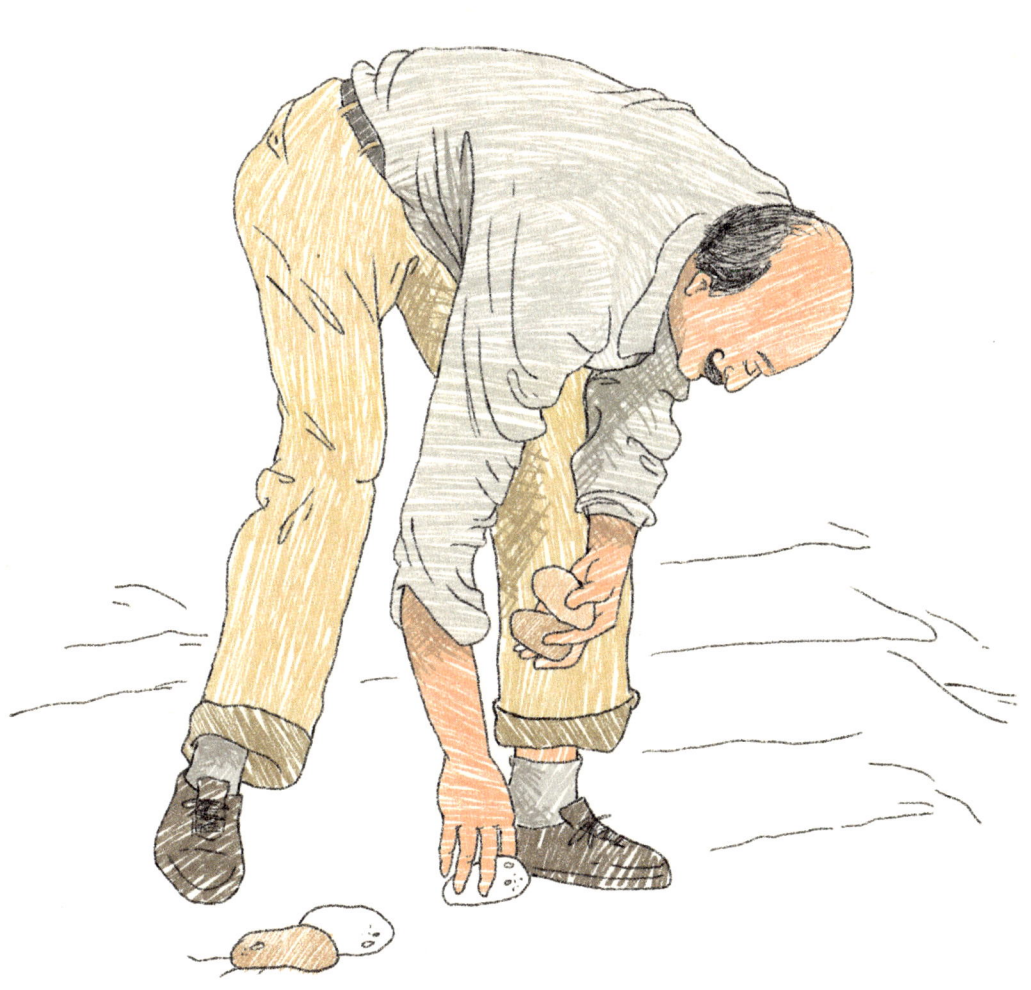

Heuernte

Franz war nicht faul, nur ein bisschen bequem. Vielleicht lethargisch, was Hedwig, seine Frau, manchmal zur Weißglut brachte. Franz saß am Küchentisch und gähnte. Mit leidendem Blick rieb er sich den Rücken. Hedwig wusste, was jetzt kommen würde. Und es kam. „Um das Heu für das Kalb kümmere ich mich morgen", sagte Franz. Franz und Hedwig hatten von ihrem Vater eine kleine Landwirtschaft übernommen, um die sie sich nach Feierabend kümmerten. Landwirtschaft war vielleicht ein bisschen viel gesagt. Sie hatten ein Schwein, ein Kalb und jede Menge Hühner. Tagsüber arbeitete Franz in der Schneiderei. Um die Tiere kümmerte sich daher vor allem Hedwig. Nur das Heumachen war seine Aufgabe.

Und das sollte heute am Samstag stattfinden. Sollte, denn heute hatte Franz ja Rückenschmerzen. Hedwig war verärgert. Da klopfte es an der Hintertür. Es war ihre Nachbarin Johanna. Eigentlich hatte sie Wilhelm, Johannas Ehemann erwartet, der Franz beim Heumachen helfen wollte. Mit einem tiefen Seufzer setzte sich Johanna. Wilhelm kann heute leider nicht helfen, sagte sie, er hat seit heute früh Hexenschuss und jammert in einem fort. Da nun beide Männer offensichtlich beschlossen hatten, aufgrund ihres Rückens die Heuernte zu verschieben, lachte Hedwig und rief:

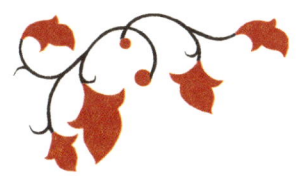

Unter
jedem Dach ...

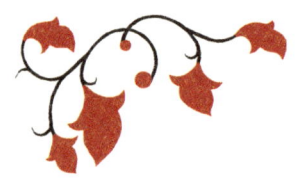

Unter
jedem **Dach**
wohnt ein **Ach**.

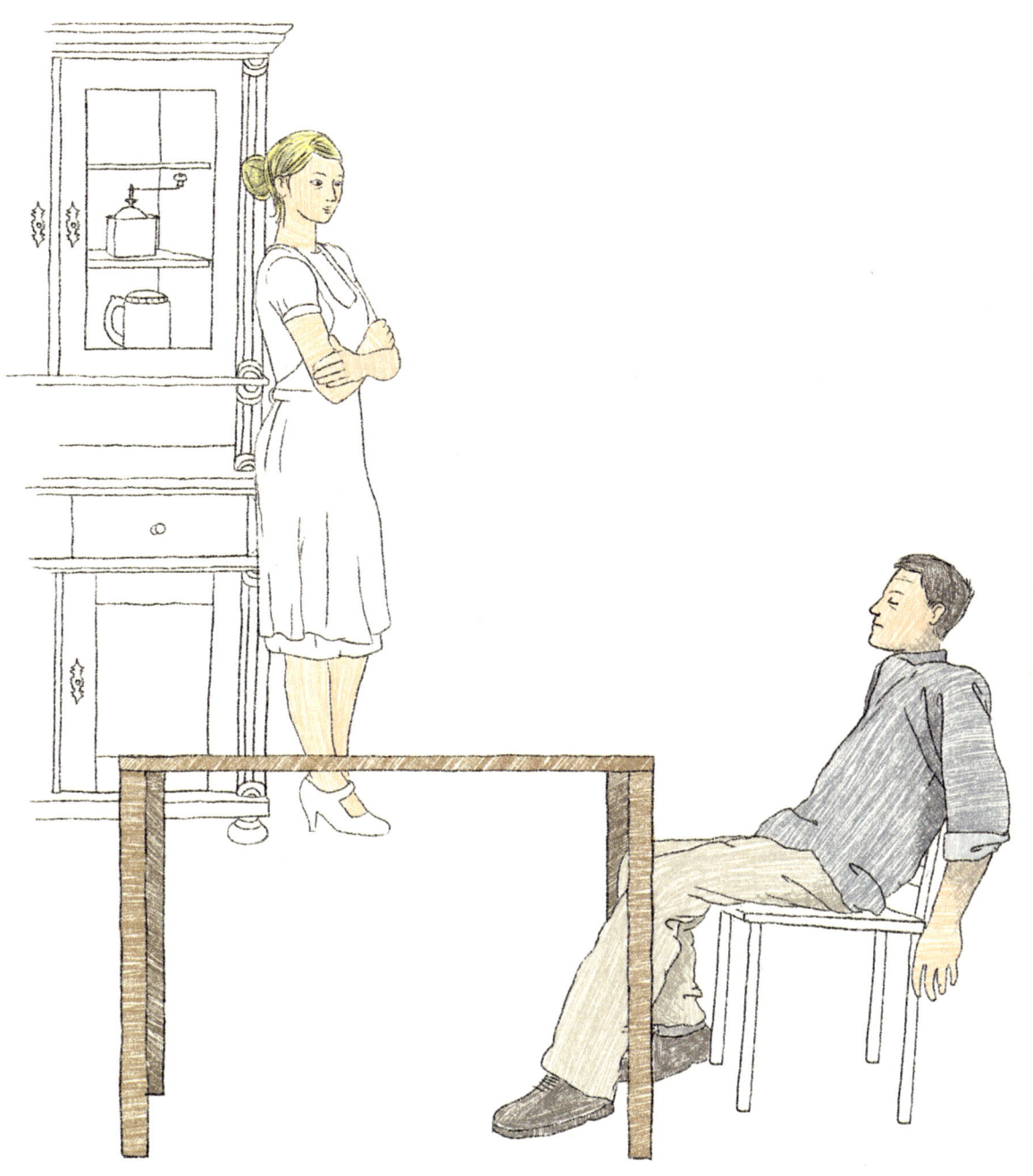

Die Chorprobe

Wie immer ging Franz auch diesen Donnerstag zur Chorprobe des Männergesangvereins. Wie immer war Franz auch an diesem Abend zu spät. Pünktlichkeit war keine seiner herausragenden Eigenschaften. Jeden Donnerstag sah er Punkt sieben auf die Küchenuhr und stellte fest, dass in diesem Moment die Chorprobe begann. Da er in unmittelbarer Nachbarschaft wohnte, schaffte er es meist dennoch, im allerletzten Moment seinen Platz im Chor einzunehmen.

Diesmal nicht. Allerdings lag dies nicht an Franz. Als Franz um die Ecke bog, sah er, dass der Männerchor nicht im, sondern vor dem Vereinsheim stand. Das war um so verwunderlicher, als es in Strömen regnete. Die Männer drängten sich unter die wenigen Schirme. Franz, der seinen Schirm zu Hause vergessen hatte, ging mit hochgeklapptem Jackenkragen zu seinen Vereinskameraden. (Bei seinem überstürzten Aufbruch hatte Franz zudem vergessen, die Pantoffeln auszuziehen. So waren inzwischen nicht nur Kopf und Nacken, sondern auch die Füße nass.)

Auf den letzten Metern hörte er bereits den Chorleiter rufen: „Franz, der Johann hat den Schlüssel vom Vereinsheim verloren. Können wir zu euch?" „Natürlich", rief Franz,

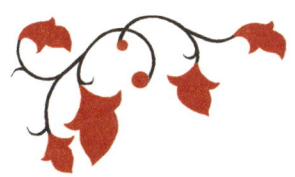

Platz

ist in der ...

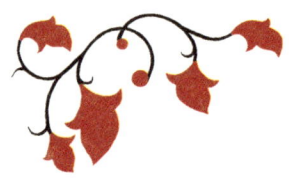

Platz
ist in der
kleinsten
Hütte.

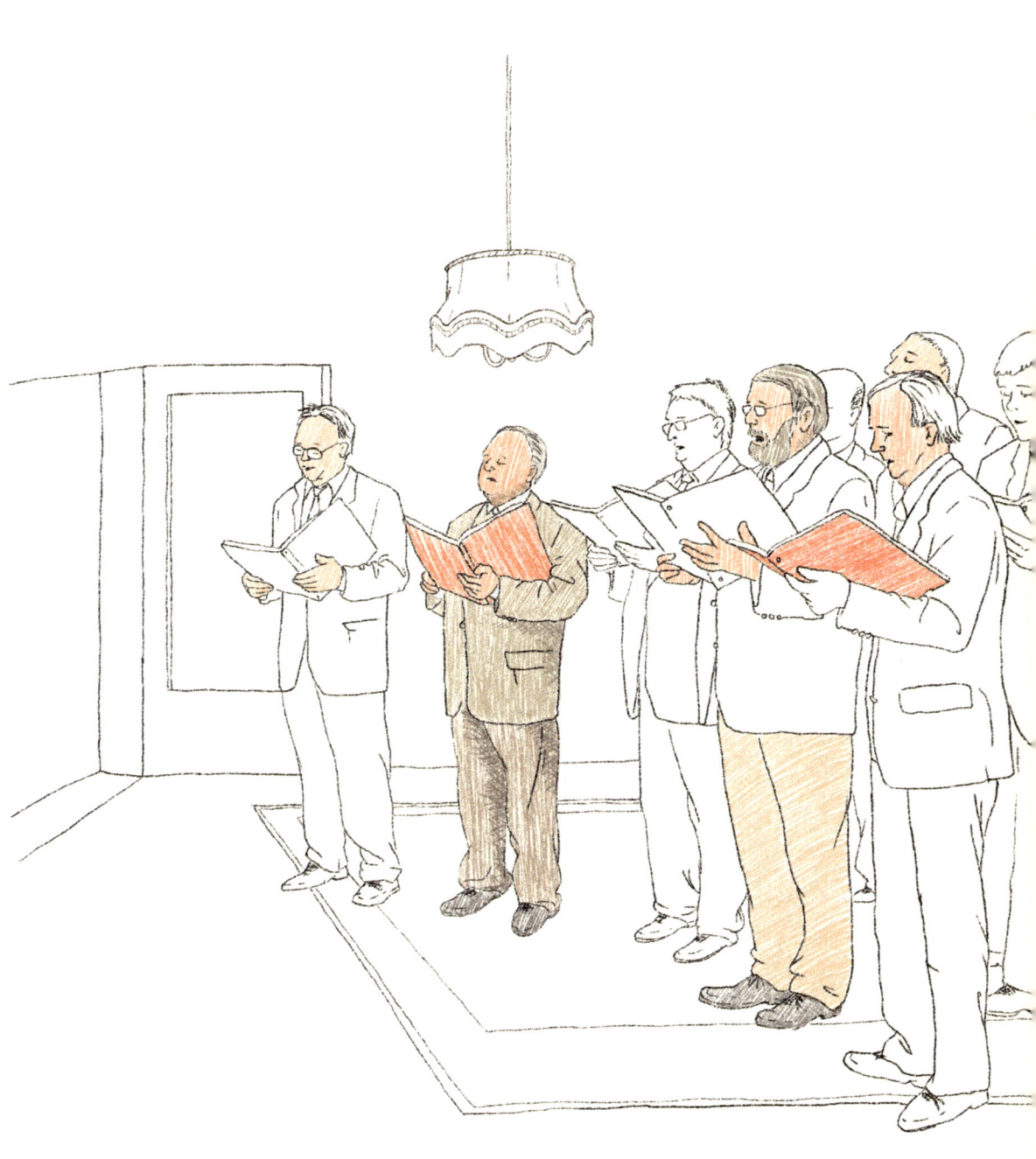

Der neue Geselle

Hedwig blickte auf die Uhr. Es war bereits kurz nach sieben und ihr Mann Franz war immer noch nicht zu Hause. Einerseits machte sie sich Sorgen, dass ihm etwas passiert sein könnte; andererseits befürchtete sie, dass er möglicherweise noch auf ein Bier ins Gasthaus gegangen sein könnte. Endlich hörte sie das laute Klingeln der Fahrradglocke, mit dem Franz allabendlich die Hühner auf dem Hof erschreckte.

Im nächsten Moment öffnete Franz die Tür und setzte sich erschöpft an den Küchentisch. Fragend blickte Hedwig ihren Mann an. Unauffällig schnupperte sie, ob Franz möglicherweise nach Bier und Zigarren roch. Sie wusste, dass er manchmal heimlich mit dem Vermessungsbeamten Horst Tschibulski im Gasthaus einen Stumpen rauchte. Doch heute lag kein Tabak- oder Biergeruch in der Luft. Um zunächst eine unverfängliche Frage zu stellen, erkundigte sich Hedwig nach dem neuen Gesellen, der seit einer Woche in der Schneiderei arbeitete.

„Oje, der neue Geselle", seufzte Franz. Hedwig zog fragend die Augenbrauen nach oben. „Doch", sagte Franz, „ich bin sehr zufrieden, fast schon zu sehr zufrieden." „Und dennoch seufzt du?", fragte Hedwig. „Der neue Geselle ist ein Hansdampf in allen Gassen", sagte Franz. Hedwig schmunzelte. Daher wehte also der Wind. Sie kannte ihren manchmal etwas trägen Gatten nur zu gut. Franz begann zu erzählen. „Anfang der Woche hat der neue Geselle erst das ganze Lager auf- und umgeräumt und sogar alle Knöpfe sortiert. Und heute hat er das Kassenbuch auf Vordermann gebracht, die Rechnungen sortiert und vorgeschlagen, sämtlichen säumigen Kunden einen Erinnerungsbrief zu schreiben. Diesen Brief hat er auch gleich mit der Maschine aufgesetzt und ich musste alle Briefe unterschreiben." Hedwig lächelte und war zugleich beruhigt und erfreut, dass der neue Geselle ihrem Mann, der manches Mal doch sehr bequem und fast schon faul war, etwas Dampf unter dem Hintern machte. Im Stillen dachte sie:

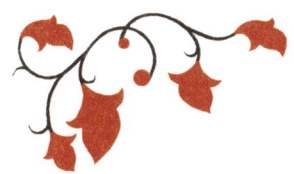

Neue Besen …

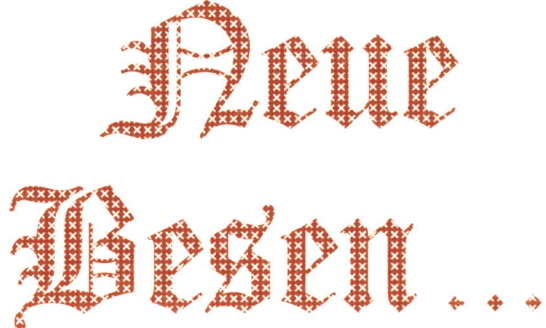

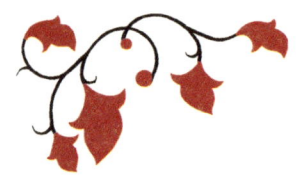

Neue Besen kehren gut.

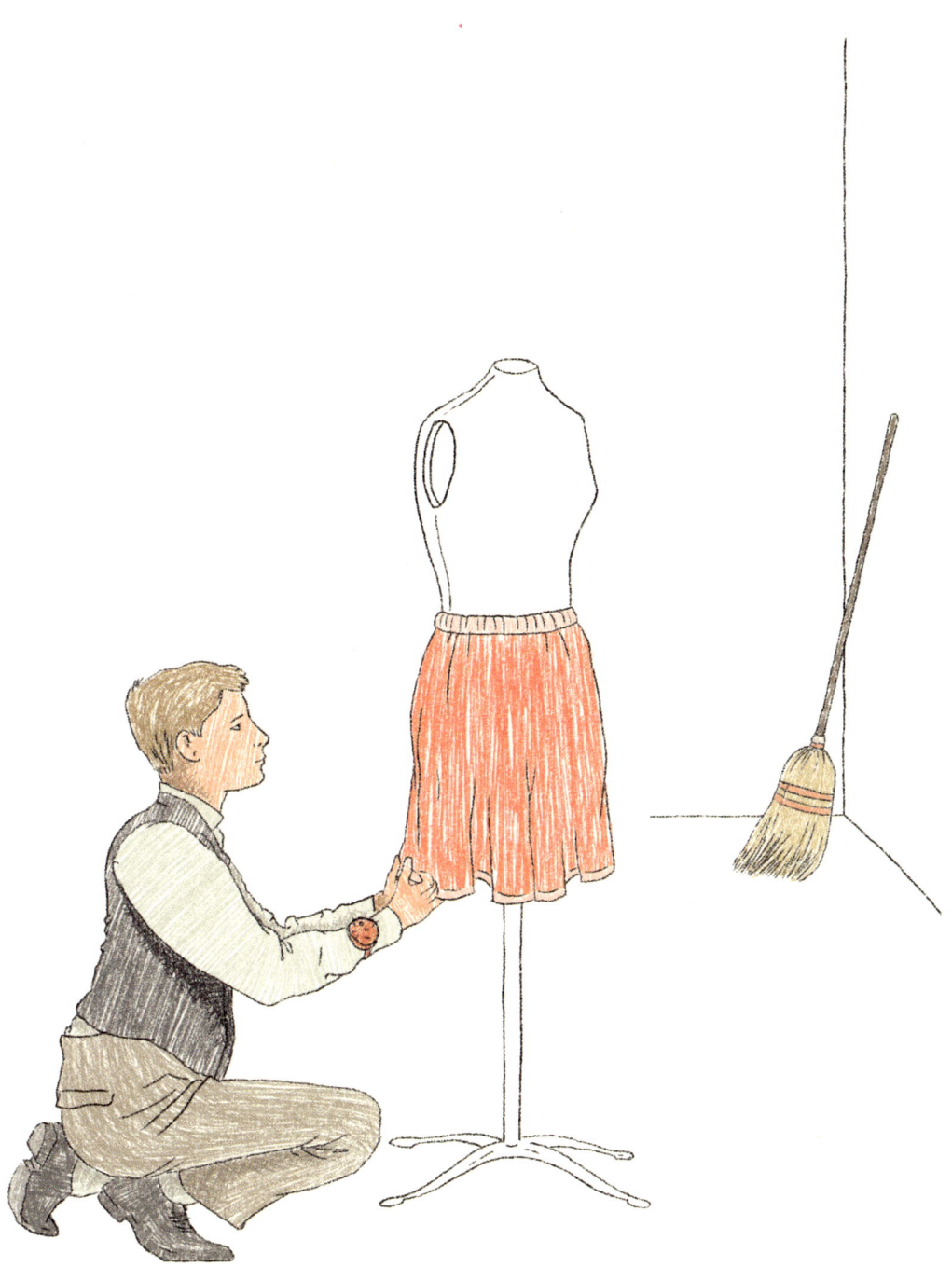

Der Blumenstrauß

Nach vielen Ehejahren liebten sich Hedwig und Franz noch immer. Die Liebe war nur nicht mehr ganz so knisternd. An die Stelle des Feuers der ersten Jahre war eine warme Glut getreten.

An manchen Tagen hatte Hedwig allerdings den Eindruck, dass auch die Glut erloschen sei. Dieser Samstag war ein solcher Tag. Während Hedwig kochte, saß Franz am Küchentisch und las Zeitung. Richtete Hedwig das Wort an ihn, erhielt sie allenfalls ein Grummeln als Antwort. Als Franz selbst beim Essen die Zeitung nicht weglegte, kochte sie innerlich. Dennoch, streiten wollte Hedwig sich auch nicht. Vielmehr erzählte sie Franz, dass sie bei ihrer Base zum Hoffest eingeladen seien. Franz hörte gar nicht zu. Hedwig berichtete noch einmal vom Hoffest, diesmal etwas lauter. Franz hörte halb zu. Immerhin. Doch statt „Base", verstand Franz „Vase" und fragte, was sie denn immer mit ihrer Vase habe. Da platzte Hedwig der Kragen. „Das schlägt dem Fass den Boden aus", rief sie. „Den ganzen Samstag liest du Zeitung. Selbst beim Essen legst du die Zeitung nicht weg. Und hörst mir noch nicht einmal zu. Morgen kannst du im Wirtshaus essen!" Wütend stand sie auf und ging aus der Küche. Mit einem lauten Knall schlug sie die Küchentür zu.

Da reagierte auch Franz. Verwundert blickte er auf. Statt weiterzuessen, legte er die Zeitung zusammen und ging in den Garten. Dort pflückte er für Hedwig einen großen Strauß Blumen und hielt dann Ausschau nach seiner Frau. Er fand sie auf der Bank hinter dem Holzschuppen. Mit zerknirschter Miene gab er ihr die Blumen. Da konnte Hedwig nicht mehr sauer auf ihren Franz sein. „Lieben Dank", sagte sie. Trotzdem sollte Franz sich nicht zu sicher sein, sie bereits besänftigt zu haben. Deshalb schob sie in scherzhaft drohendem Ton hinterher:

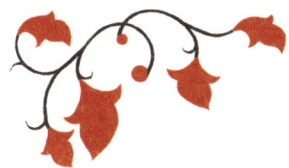

Eine Schwalbe …

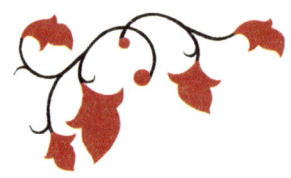

Eine
Schwalbe
macht noch keinen
Sommer.

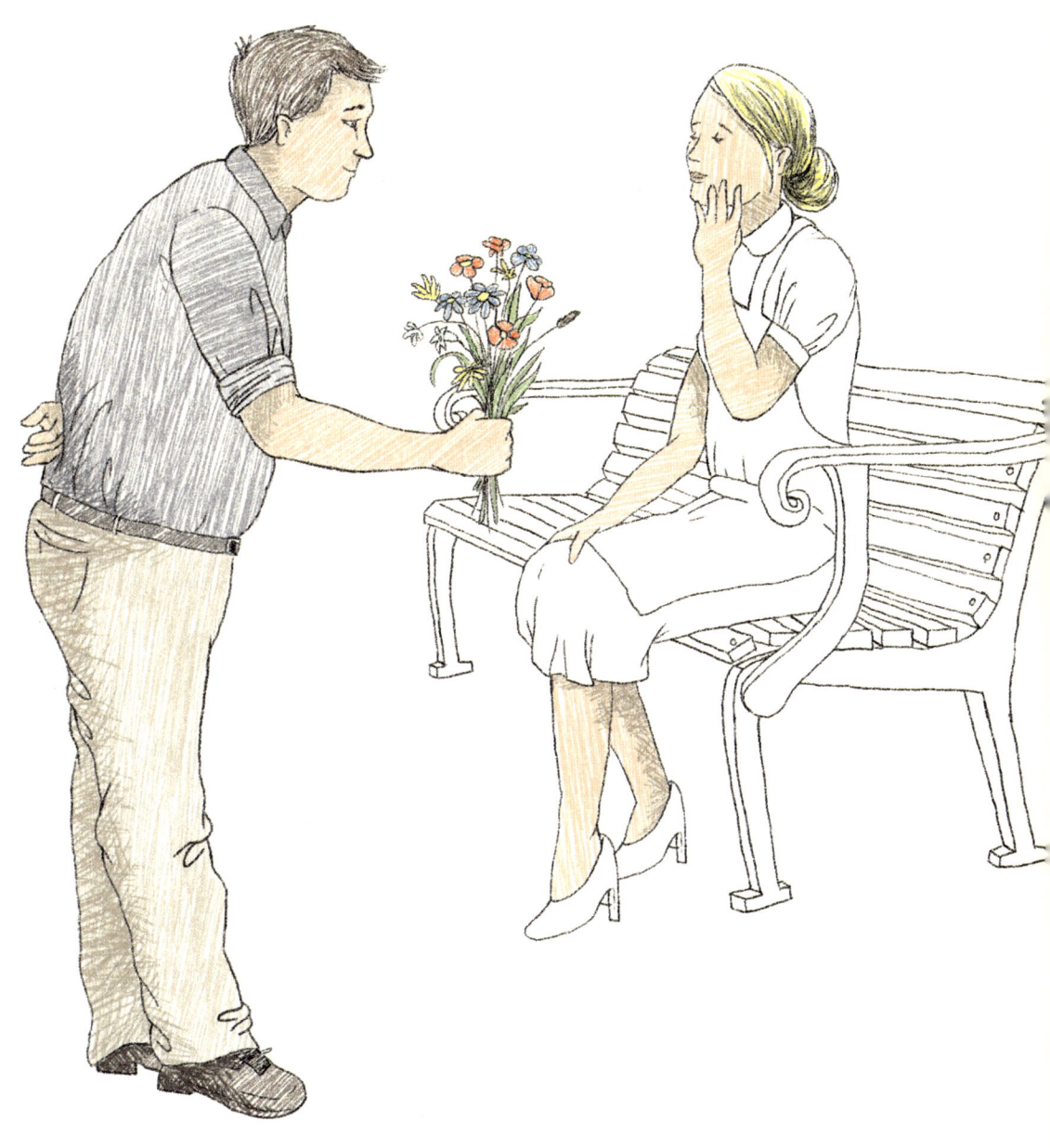

Die schönsten Vorlese-Geschichten aus früheren Tagen

Warmherzig erzählen die SingLiesel-Geschichten kurze Anekdoten aus der Kinderzeit, Jugend oder dem Familien-Alltag.
Von halsbrecherischen Seifenkistenrennen, geraubten Küssen oder dem ersten Auto.

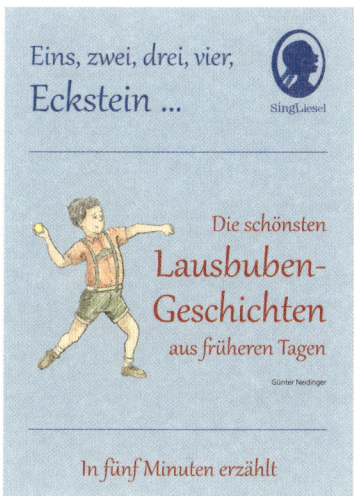

Günter Neidinger

**Eins, zwei, drei, vier, Eckstein …
Die schönsten Lausbuben-Geschichten
aus früheren Tagen**

80 Seiten, gebunden, Hardcover,
mit zahlreichen Abbildungen
Format: 165 x 235 mm
ISBN 978-3-944360-51-5

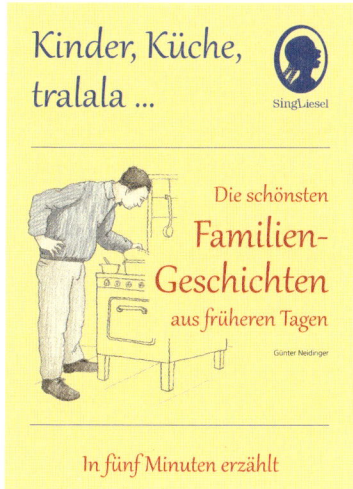

Günter Neidinger

**Kinder, Küche, tralala …
Die schönsten Familien-Geschichten
aus früheren Tagen**

80 Seiten, gebunden, Hardcover,
mit zahlreichen Abbildungen
Format: 165 x 235 mm
ISBN 978-3-944360-52-2